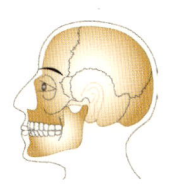

극심한 고통 속에서 신음하는
수많은 턱관절 환자들에게
어둠속에서 길을 밝히는
작은 등불이라도 될 수 있기를 기원하며
이 책을 바친다

당신의
**턱관절**은
안녕하십니까?

# 당신의 **턱관절**은 안녕하십니까?

1판 1쇄_ 2010년 10월 15일
1판 2쇄_ 2012년 06월 20일
개정판 1쇄_ 2013년 07월 25일
개정판 3쇄_ 2015년 09월 15일

지은이_ 한만형
발행인_ 윤예제
발행처_ (주)건강신문사

등록번호_ 제8-00181호
주소_ 서울 은평구 응암동 578-72번지
전화_ 02-305-6077(대표)
팩스_ 02-305-1436

값_ 25,000원
ISBN 978-89-6267-060-8 (03510)

* 잘못된 책은 바꾸어 드립니다.
* 이 책에 대한 판권은 (주)건강신문사에 있으며
  저작권은 저자와 (주)건강신문사에 있습니다. 허가없는 무단인용 및
  복제, 복사, 인터넷게재를 금하며 인지는 협의에 의해 생략합니다.

# 당신의 턱관절은 안녕하십니까?

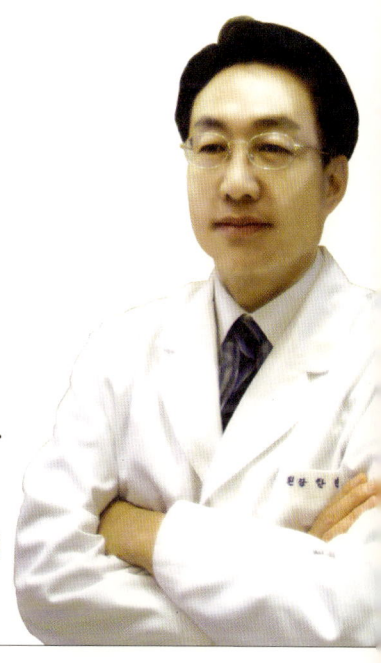

치의학 박사 **한만형 원장** 지음

건강신문사
www.kksm.co.kr

● 머리말

## 턱관절 이상은 전신건강의 적신호
## 턱관절로 고통받는 사람 의외로 많아

　30여년 동안 수많은 턱관절 환자를 치료해오면서 턱관절로 인해 고통을 받는 사람들이 의외로 많다는 것을 알게 되었다.

　턱관절장애 때문에 매일 두통으로 시달리면서 진통제로 나날을 보내고 온몸이 너무 아파서 자다가 서너번 씩 깨기도 하고 혹은 어깨에 무거운 납덩어리를 매달고 사는 듯한 고통을 느끼면서도 이것이 왜 생기는 것인지, 어디에서 어떻게 치료를 받아야 하는지 조차 모른채 이 병원 저 병원을 찾아다니다가 마지막에는 정신과 치료까지 받게 되는 환자들을 만나게 되면서 이 책의 출간을 결심하게 되었다.

　누구나 쉽게 읽을 수 있도록 쓰고자 노력을 하였지만 전달이 잘 안되는 부분이 있을 수도 있고 이해가 안되는 부분도 있으리라 생각한다. 어떤 부분은 황당하다고 생각할 수도 있고 과학적이 아니라고 생각되는 부분이 있을 수도 있다. 그러나 모든 것이 반드시 현대 과학이라는 형식에 맞추어야만 가치가 있고 효력이 있다고는 생각하지 않는다.

아직 현대의학으로 검증되지 않은 부분이 많이 남아 있는 동의보감은 유구한 세월이 흘렀음에도 불구하고 마치 한의학의 바이블처럼 많은 사람들의 사랑을 받고 있는데 이는 무엇을 의미하는가?

이미 수천년 전부터 우리의 조상들은 목木에 해당하는 간에는 파란색 음식이 좋고 화火에 해당하는 심장에는 붉은색 음식이 좋고 토土에 해당하는 비장과 위에는 노란색 음식이 좋고 금金에 해당하는 폐에는 흰색 음식이 좋고, 수水에 해당하는 신장에는 검은색 음식이 좋다고 하여 5색 음식을 즐겼다.

그런데 최근에는 서양에서도 5가지 색깔의 음식이 우리 몸에 좋다고 밝혀져 사람들의 관심을 받기 시작하고 있다.

검은색 식품에는 '안토시아닌', 붉은색 식품에는 '라이코펜' '라스베라트롤', 노란색 식품에는 '베타카로틴' '카로티노이드' '제아잔틴', 흰색 식품에는 '안토크산틴' 등의 식물색소가 함유되어 색소에 집중된 건강 기능성 물질 즉 화이토 케미칼phytochemical이 항산화작용을 하여 건강에 좋다고 알려진 것은 불과 10년도 채 되지 않는다.


종두를 발명한 제너는 천연두 백신을 실험하기 위하여 자신과 자신의 아들에게 맨 처음 우두 백신을 접종하였다고 한다. 처음에는 사람들이 미친놈이라고 손가락질을 하였으나 결국은 성공하여 지구상에서 그 무서운 '마마'를 추방하는 훌륭한 업적을 남겼다.

세상의 모든 과학은 가설에서부터 시작된다. 우리나라는 특히 사회통념상 고정관념이나 편견으로부터의 탈피가 어려운 환경 속에서 성장기를 보내게 된다. 그것이 바로 세계에서 가장 두뇌가 우수한 한국 사람들이 아직도 노벨 의학상이나 노벨 과학상을 받지 못하는 이유이기도 하다.

얼마전 '그것이 알고 싶다'의 턱관절에 관한 TV프로그램을 시청하고 참으로 답답하고 안타까운 마음을 금할 수 없었다. 지금의 현대의학으로 검증을 할 수 없다고 해서 그것이 비과학으로 매도된다면 어불성설이다. 의공학의 발날도 오신률이 점점 줄어들고 있는 추세이긴 하지만 아직도 정확한 원인을 밝혀내지 못하는 질병들이 너무도 많다.

10여년 전 MRI자기공명촬영법가 없었을 때만해도 그 당시의 검사방법으로는 찾아내지 못한 암을 가지고 있는 환자들은 정상이라는 판정을 받았지만 오늘날은 암이라는 판정을 받게 된다. 이런 이유로 앞으로 10년 뒤에는 지금 정상이라는 판정을 받는 많은 환자들이 암으로 판정받게 될 것은 자명하다.

암이 세포 핵속의 DNA에 숨어 있는 것을 찾아내는 기술이 의공학의 발전으로 가능하게 될 것이기 때문이다.

치과계내에서도 턱관절 장애가 전신질환과의 연관 여부로 이론이 분분하다. 관계가 없다는 쪽은 과학적으로 입증된 바가 없기 때문에 인과관계를 인정할 수 없다는 주장을 하고, 관계가 있다는 쪽은 충분히 그럴 가능성이 있다는 개연성과 경험으로 인과관계를 증명할 수 있다고 주장하고 있다.

동양에서부터 시작된 한의학을 비롯하여 침요법, 향기요법, 기 치료법, 반사요법, 최면요법 등이 서양으로 건너가 체계를 갖춘 뒤 대체의학이라는 이름으로 현대의학으로 치료할 수 없는 부분을 담당하며 당당히 치료법으로 인정받고 임상에도 적용되고 있다.

심지어 미국이나 캐나다에서는 일부 의과대학 병원에서 대체의학과를 두고 있으며 대체의학의 의료보험청구가 가능하며 이를 위해 막대한 예산이 책정되어 있다. 그러나 우리나라는 어떠한가?

서양에서 건너온 현대의학에 밀려 대체의학은 과학으로 검증되지 않은 아류의 치료법으로 인식되어 있는 것이 현실이다. 1500년대만 해도 지구는 우주의 중심이고 하늘은 지구를 중심으로 돌며 인간은 그 위에 사는 존엄한 존재이며 천상계는 신의 영역이라 생각해왔다.

이런 우주관을 붕괴시킨 코페르니쿠스의 지동설은 가히 혁명적이며 신에 대한 모독으로 여겨졌다. 그러나 오늘날은 3살짜리 어린아이도 지구가 돈다는 사실을 알고 있다.

기존의 학자들은 턱관절은 단지 턱관절일 뿐 인체의 다른 부위와 무관하다고 주장해 왔다. 그러나 오늘날 인체는 유기적이라는 이론이 정설로 받아들여지고 있다.

인체는 자동차처럼 부속품을 짜맞추어 놓은 조립체가 아니라 모든 조직 하나하나가 동일한 체제 속에서 상호보완하며 움직이는 공동체이기 때문에 어느 한곳이 무너지면 서서히 전체에 영향을 미치게 된다. 그러므로 턱관절이 한쪽으로 틀어지게 되면 두개골 무게의 중심축이 바뀌며 그 결과 두개골을 받치고 있던 경추가 서서히 틀어지게 되고 이어 마치 도미노처럼 전체 척추가 틀어지게 된다는 이론은 더 이상 새삼스러운 학설이 아니다.

또한 척추는 중추신경계인 척수를 보호하고 척수로부터 자율신경계가 갈라져 나와 인체의 모든 장기를 지배하며 척추가 틀어지거나 손상을 받았을 경우 그 부위를 관장하는 장기에 이상이 생길 수 있다는 것은 이미 다 알고 있는 사실이다.

이러한 근거에 입각해서 턱관절 이상이 장기 기능의 이상을 초래하여 전신질환을 일으킬 수 있다는 논리는 전혀 비약적이 아니라 생각된다.

굳이 턱관절 이상이 전신질환과 관계가 있다는 것을 입증하라고 주장한다면 반대로 관계가 없다는 것도 밝혀내야 타당하다고 생각되나 아마 지금의 현대과학의 수준으로는 불가능하리라 보여진다. 물론 턱관절 치료로 모든 전신질환을 치료할 수 있으며 심지어는 불임치료도 가능하다는 식의 신비주의는 곤란하다.

어디까지나 논리적인 개연성을 가지고 설명되어야 그 이론이 신뢰를 받을 수 있기 때문이다.

필자는 인체의 구조와 기능을 연관시켜 설명함으로써 턱관절과의 관계를 쉽게 이해할 수 있도록 나름대로 많은 노력을 했다고 자부한다. 그렇더라도 그에 대한 평가는 어디까지나 독자들의 몫이다.

그동안 이 책이 나오기 까지 도와주신 여러분들께 마음으로부터 감사드린다.

"이렇게 고통스럽게 사느니 차라리 죽는게 나아요." 라며 울먹이던 환자들의 목소리가 아직도 귓전에 맴돈다.

이 책이 고통 속에서 신음하는 많은 턱관절 환자들에게 어둠속에서 길을 밝히는 작은 등불이라도 될 수 있기를 기원한다.

2010. 7. 25

지은이 **한만형**

● 추천사

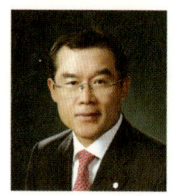

## 국민건강은 물론
## 치과계를 위해서도 꼭 필요한 책

한만형 원장님의 '당신의 턱관절은 안녕하십니까' 발간에 반가운 마음을 금할 길이 없습니다. 왜냐하면 이 책은 일반국민들은 물론 우리 치과의사들에게도 많은 도움이 되는 책이기 때문입니다.

이 책은 턱관절을 중심으로 쓰여졌지만 턱관절이 전신건강과 어떻게 연관되는지, 또 전신건강을 위해 턱관절을 어떻게 관리해야 하는지를 구체적이고 알기쉽게 설명하고 있습니다. 건강관리에 대한 국민들의 관심이 점점 높아지고 있는 때에 꼭 필요한 내용이라 생각됩니다.

현재 시중에 많은 건강서적들이 나와 있지만 대중적인 취향과 전문가적인 시각이 적절한 균형을 이루고 있는 경우는 흔치 않습니다. 그러나 이 책은 이러한 균형이 드물게 잘 잡혀 있는 좋은 예가 될 것 같습니다. 이 책은 저자의 주장을 의학적 이론과 실제 임상사례를 제시하여 뒷받침함으로써 짜임새 있으면서도 흥미로운 건강서적의 모본을 잘 보여주고 있습니다.

특히, 치과의사로서 이 책을 읽으면서 저는 치과의사들이 보다 넓은 시각을 가질 때, 기존 치과계의 영역이라고 한정되어 있던 부분을 넘어설 수 있을 것이라는 생각을 갖게 되었습니다. 치과의사는 단순히 치아에 한정된 역할만 하는 전문인이 아니라는 사실을 다시 한 번 확인하게 된 것입니다.

이런 맥락에서 치과의사들과 치과의사가 되기 위해 공부하고 있는 학생들도 읽어보신다면 많은 도움을 얻을 수 있을 것이라 믿습니다.

이 책의 저자가 은연중에 드러내고 있는 것처럼 통합의학 혹은 전인의학은 21세기 신新 의학의 새로운 패러다임이라 할 수 있을 것입니다. 의학, 치의학, 한의학은 물론 대체의학, 영양학 등 제 분야의 연구성과가 공유되고 수용될 때, 국민건강 증진이라는 궁극적인 목표를 보다 빨리 달성할 수 있을 것이라 생각됩니다.

이 책은 턱관절과 전신건강과의 상관관계, 턱관절 장애의 근본적인 원인 진단 및 해결 등에 대해 이론과 증례 등을 함께 체계적으로 잘 정리하고 있고, 이해를 돕기 위한 그림, 사진 등이 함께 제시되어 있어 누구라도 쉽게 이해할 수 있도록 구성되어 있습니다.

다만 아쉬운 점은 본문 중에 설명되어 있기는 하지만 의학용어들은 일반독자 입장에서 생소한 만큼 별도로 정리되었으면 더 좋지 않았을까 하는 생각이 듭니다.

또한, 임상사례 및 참고자료가 보다 많이 제시되었으면 독자들에게 더욱 도움이 되지 않았을까 하는 아쉬움이 듭니다. 그러나, 이 책의 전체적인 구성은 이런 약간의 아쉬움을 상쇄하고도 남는다는 점을 다시 한 번 말씀드리고 싶습니다.

앞으로도 국민건강을 위해서, 또한 치과계를 위해서 한만형 원장님이 이런 책을 더욱 많이 내 주셨으면 좋겠습니다.

만추의 풍요와 서정이 이 책의 모든 독자들에게도 가득하시기를 기원하며 한만형 원장님께 다시 한 번 축하의 말씀을 드립니다.

2010. 10
대한치과의사협회 회장 **이수구**

● 추천사

# 원인모를 통증과
# 고통에서 해방

　턱관절로 인한 장애가 일상생활에 미치는 영향을 심각하게 생각하는 사람은 생각보다 많지 않다.

　당장 눈에 보이는 외상과 손상된 장기가 미치는 영향을 사람들은 먼저 인식하기 때문이다. 밤새 두통으로 아픈 머리를 부여잡고 잠을 설치며 고통 받는 사람들은 많은 시간과 돈을 쏟아 부으며 이곳저곳 병원을 전전하게 된다.

　하지만 안타깝게도 병원에서도 명확한 해결책을 제시하지 못하는 것이 현실이다. 임시방편으로 일시적인 통증의 경감 징도는 얻겠지만 턱관절 장애의 근본적인 원인을 해결하지 못하니 병을 키우게 되고 통증은 다시 엄습해 오게 된다. 고통에 시달리는 사람들이 매달리는 심정으로 주위의 좋다는 병원을 다녀 보지만 평생을 병원을 다니기에는 물질적, 시간적인 낭비가 너무 커진다.

나는 27살의 대학생으로 오랜 시간 두통과 허리 통증에 시달려 왔다. 앞서 말한 대부분의 사람들 범주에 속했던 나 자신도 고통의 원인을 모른 채 많은 돈과 시간을 소비하며 병원을 오갔다. 큰 대학병원도 다녀 봤고, 소문난 한의원에서 값비싼 한약을 먹으며 치료를 받기도 했다.

하지만 치료 당시 잠깐 동안의 효과만 있을 뿐 고통은 너무 쉽게 다시 찾아 왔다. 안타까운 점은 내가 그 많은 병원을 다녔지만 정작 원인을 파악할 만한 뚜렷한 해결책을 제시해 준 의사가 전무했다는 점이다. 원인을 모른 채 병을 잡아 나간다는 것은 썩어가는 살을 방치해 두는 것과 같다. 썩어가는 살에서 나오는 고름을 아무리 닦아내고 약을 바른들 새살이 돋아나기를 기대하는 것이란 어렵다.

고통에서 헤어나고 싶으면 질병의 원인을 명확하게 파악하여 그것을 바로 잡아야 한다. 그렇지 않으면 고통의 굴레에서 헤어나오지 못한다. 반복되는 고통으로부터의 해방, 나는 이러한 기회를 한만형 원장님을 통해서 얻게 되었다. 원장님은 교합평면이 어긋난 턱관절에서 생기는 장애에 대해서 먼저 설명해 주시고 다른 병원에서는 제시 하지 못한 원인을 바로 잡는 치료를 내게 해주셨다.

그 결과 지금은 두통과 허리통증에서 벗어나게 되었으며 고르게 배열된 치열까지 얻게 되었다. 고통에서의 해방이라는 자유를 얻게 되기까지 이유를 몰라 방황했지만 나는 이제 주변에 당당히 말할 수 있다. "당신의 턱관절이 평온하지 못하면 한만형 원장님을 찾아가 턱관절에 대한 치료를 받아라."라고 말이다.

이 책은 턱관절이 인체에 미치는 영향과 그 중요성에 대해 자세히 설명하고 있다. 우리가 평소에 소홀히 할 수 있는 턱관절 건강에 대한 경각심을 일깨우고 그에 대한 해결책까지 설명하고 있는 것이다.

가장 중요한 점은 턱관절 장애의 원인을 모른 채 고통을 받고 있는 사람들을 위해 이 책이 쓰여 졌다는 것이다. 원장님께서는 내가 치료를 받는 과정 동안 턱관절로 인한 장애의 유형을 자료로 수집하시며 바로 잡고자 노력하셨고 그 집대성한 결과가 드디어 결실로 나온 것이다. 앞서 말했듯이 자신의 고통이 턱관절로 인해 비롯된 것임을 모르는 사람이 부수지기이다.

이 책은 그러한 사람들이 엉뚱한 병원에서 소비하는 의료비와 시간 등의 사회적 비용의 절감효과를 줄 것이며, 개인의 건강한 삶을 유지하고 되찾는데 지대한 영향을 미칠 것이라 믿어 의심치 않는다. 또한 이 지면을 빌어 영원히 지속될 것 같았던 고통에서 나를 해방시켜주신 한만형 원장님께 감사와 존경을 표한다.

2010년 10월

서동균

# CONTENTS

- 머리말 6
- 추천사 12

## PART 1 턱관절의 개요

01_ 턱관절이란 무엇인가?     24

02_ 턱관절의 중요성     25
    턱관절 손상은 뇌의 손상 • 26 | 아래턱은 저울추 • 27

03_ 턱관절의 위치가 중요하다     28
    턱관질은 그네 • 28 | 턱관절의 바른 위치 • 30

04_ 턱관절의 구조와 기능     32

## PART 2 턱관절 장애의 증상

05_ 턱관절 장애란 무엇인가?     36

06_ 턱관절 장애의 증상     38
    턱관절 장애의 진행 단계 • 42 | 턱관절 장애의 사례 • 43

## PART 3 턱관절 장애의 사례

- 선생님! 입이 안 벌어져요.     44
- 턱이 아파서 씹을 수가 없어요     48
- 턱관절에서 자꾸 소리가 나요     53

- 입을 벌리면 입이 돌아가요     57
- 입이 잘 벌어지지 않아요     60
- 얼굴이 아파요     62
- 귀가 아프고 이명이 들리는데요     66
- 밝은 빛을 보면 눈이 부셔요     68
- 머리가 너무 아파요     70
- 뒷목이 땡겨요     74
- 온 몸이 다 아파요     76
- 얼굴의 피부가 거칠어졌어요     81
- 얼굴이 비뚤어졌어요     83
- 코를 많이 골아요     86
- 교합평면과 전신자세     89
- 자세가 틀어졌어요     89

    턱관절 장애의 자가진단법     93

## PART 4   턱관절 장애의 원인

### 07_턱관절 장애의 선천적 원인     96

부정교합 • 97 | 턱관절장애의 직접적인 원인, 교합간섭 • 99
치아는 정밀한 기계 • 100 | 교합간섭의 부작용 • 102

## 08_ 턱관절 장애의 후천적 원인　　　　　　　　105
외상 • 105 | 이를 악무는 습관 • 109 | 턱괴는 습관 • 111
편측저작 • 112 | 스트레스 • 113

## PART 5 　턱관절, 치아, 척추와의 삼각관계

## 09_ 인체는 유기적이다　　　　　　　　　　　　120
턱관절과 모딜리아니의 초상 • 121 | 어시럼승의 원인, 흉쇄유돌근 • 123
뒷목 통증의 원인, 승모근 • 125

## 10_ 오복 중의 하나, 치아의 중요성　　　　　　　127
사랑니가 안 나오는 이유 • 128 | 인간은 초식동물? • 129
치근막은 치매를 예방한다 • 130 | 인간도 자연의 일부이다 • 131
치아와 태생의 비밀 • 132 | 치아와 얼굴의 형태 • 132

## 11_ 부실한 치아는 턱관절 장애의 원인　　　　　134
턱관절과 발가락 • 135 | 턱관절과 관상 • 136
턱관절과 주름 • 138 | 사각턱 • 139

## 12_ 척추는 인체의 대들보　　　　　　　　　　141
척추배열의 이상에 따른 영향과 증세 • 144
건강한 척추를 갖기 위한 바른 자세 • 145

## 13_ 턱관절과 척추는 어떤 관계일까?　　　　　146
환추와 축추 • 146 | 턱관절과 척추 • 149

## 14_ 턱관절 장애가 일자목을 만든다　　　　　　151
일자목과 목 디스크 • 152

## PART 6  턱관절 장애의 치료

### 15_ 턱관절 장애의 수술요법 　　　　　　　　　　　　　156

### 16_ 턱관절 장애의 비수술적 치료 　　　　　　　　　　　158
　　턱관절 장애는 어디에서 치료를 받아야 할까? • 158
　　턱관절 장애, 꼭 수술이 필요한가? • 162
　　턱관절 장애, 치료하려면 교합교정을 해야 한다 • 164
　　심미교정과 교합교정의 비교 • 167

　　**이상적인 기능교합의 구비조건 　　　　　　　　　　168**

### 17_ 턱관절 장애의 그 밖의 치료방법 　　　　　　　　　　171
　　행동조절요법 • 171 | 물리치료 • 171 | 약물치료 • 172 | 침술, 지압요법 • 175
　　얼굴 부위 혈자리 • 176 | 머리부위 혈자리 • 178 | 뒷목부위 혈자리 • 179

　　**지압방법 　　　　　　　　　　　　　　　　　　　　183**

## PART 7  턱관절 장애의 예방

### 18_ 영양공급은 건강의 기본 　　　　　　　　　　　　　186
　　제대로 된 영양 섭취란? • 187

### 19_ 미네랄도 중요하다 　　　　　　　　　　　　　　　190

### 20_ 현대인들은 먹어도 배가 고프다? 　　　　　　　　　192

### 21_ 인체에 반드시 필요한 8가지 영양소 　　　　　　　196

### 22_ 건강의 적, 활성산소 　　　　　　　　　　　　　　198

23_기적의 영양소, 당 영양소     201
    기적의 세포 구조, 당사슬의 위력 • 203
    당영양소와 구강 건강 • 206

24_꾸준한 운동은 만병통치약     212
    턱관절 운동 • 213 | 목 운동 • 214 | 치아 운동 • 214

    운동방법     216

## PART 8   수술하지 않고 턱관절 장애를 고친 증례

수술하지 않고 턱관절 장애를 고친 증례 1     222
초진시 증상 • 222 | 치료경과 • 223

수술하지 않고 턱관절 장애를 고친 증례 2     228
초진시 증상 • 228 | 치료 경과 • 229

수술하지 않고 턱관절 장애를 고친 증례 3     232
초진시 증상 • 232 | 치료 경과 • 233

수술하지 않고 턱관절 장애를 고친 증례 4     236
초진시 증상 • 236 | 치료 경과 • 237

수술하지 않고 턱관절 장애를 고친 증례 5     240
초진시 증상 • 240 | 치료 경과 • 241

수술하지 않고 턱관절 장애를 고친 증례 6     244
초진시 증상 • 244 | 치료 경과 • 244

수술하지 않고 턱관절 장애를 고친 증례 7     246
초진시 증상 • 246 | 치료 경과 • 247

# PART 9 수술하지 않고 턱관절 장애를 고친 체험수기

- 고통의 악순환을 턱관절 치료로 끊어 250
- 턱 통증과 온갖 디스크 증상 턱관절 치료로 해소 255
- 20년 넘게 지병으로 알고 지내온 세월 아쉽고 서글퍼 258
- 좋다는 병원, 한의원 다 찾아 다니다가 한만형 치과 찾아 262
- 만성피로와 극심한 좌측편두통 완치 268
- 척추측만증, 좌골신경통 턱관절 교정으로 치료 272
- 생이빨 4개 뽑은 교정치료 부작용 완치 274
- 송곳으로 찌르는 듯한 심한 편두통 치료 276
- 제 얘기가 좀 더 많은 사람들에게 알려졌으면 278
- 비대칭발달, 척추측만, 뼈의 뒤틀림, 호흡곤란, 사고력둔화 등 모두 호전 285
- 이병원, 저병원 다니며 물질, 육체, 정신적으로 엄청난 낭비 290
- 거울을 볼때마다 너무 뿌듯합니다 293
- 10여년 고통 기적처럼 사라져 297
- 24시간 고통 자살충동에서 새삶 찾게 돼 299
- 앞으로 교정할 사람들에게도 좋은 참고가 되었으면 하는 것 306

PART
1

# 턱관절의 개요

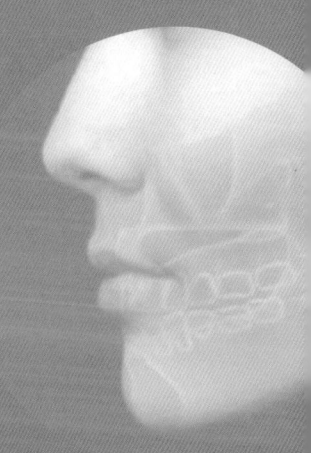

# 01 턱관절이란 무엇인가?

사람의 머리는 투구와 같은 형태의 두개골<sup>머리뼈</sup>과 그 밑에 하악골<sup>아래턱뼈</sup>이 그네처럼 매달려 있는 것과 같은 형상이다. 머리뼈와 아래턱을 연결 시켜주는 부분은 마치 여닫이문에 달려 있는 경첩<sup>Hinge</sup>과 같이 되어 있어서 입을 벌리고 다물 수 있게 해준다.

이 경첩에 해당되는 부분을 턱관절이라 할 수 있는데 경첩은 단지 열고 닫고 하는 기능을 하는데 반해 턱관절은 열고 닫고 할뿐만 아니라 전후좌우로 회전하기도 하고 미끄러지기도 하는 등 다양한 운동을 할 수 있다. 그래서 턱관절은 여러 가지의 이름으로 불리는데 열고 닫는 기능을 한다고 하여 경첩관절이라고도 하고 미끄러지는 활주운동을 한다고 하여 구상관절 혹은 활주관절이라고도 하며 합쳐서 경첩활주관절이라고 한다. 해부학적으로 볼때 측두골<sup>옆머리뼈</sup>과 하악골이 연결되어 관절을 이루고 있다고 하여 측두하악관절이라고도 부른다.

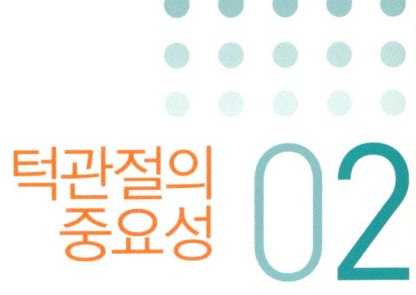

# 턱관절의 중요성 02

턱관절이 있기에 우리는 마음대로 음식을 씹을 수 있고 자유롭게 말할 수 있고 또 울고 웃고 표정을 지을 수 있다. 아침에 눈을 뜨자마자 턱관절의 도움으로 하품을 하고, 잠든 후에도 숨을 쉬고 침을 삼키는 행위조차 턱관절의 도움 없이는 불가능하다. 이와 같이 밤낮을 쉬지 않고 일을 하는 턱관절이 고장이 나서 전혀 움직일 수가 없다고 가정해 보자.

우리 몸의 어느 다른 관절이 고장이 난 것 보다 더 고통스럽고 심각한 상태가 될 것이다. 그럼에도 불구하고 이렇듯 소중한 턱관절에 대해 우리는 얼마나 알고 있을까?

"오징어 한 마리를 다 먹었더니 '아구'가 아프다."고 할 때 그 '아구' 정도로만 알고 있는 경우가 대부분 일 것이다. 턱관절은 늘 우리 곁에 있고 무의식중에도 하루에 수천번 씩 사용하기 때문에 정작 그 소중함을 잘 모르고 살아가고 있는 것 같다.

## 턱관절 손상은 뇌의 손상

만약 타박상이나 교통사고로 인해 턱관절이 손상을 받게 되면 어떻게 될까? 심한 경우에는 죽음에 이를 수도 있다고 한다면 아마 여러분들은 깜짝 놀라실 것이다.

1984년 권투선수 김득구가 권투경기 도중 레이맨시니에게 어퍼컷 펀치<sub>올려치기</sub>를 맞고 사망하는 사건이 있었다. 사망원인은 '측두골 골절에 의한 뇌출혈'로 밝혀졌다.

측두골은 두개골의 양옆에 붙어 뇌를 보호하는 역할을 하며 턱관절의 상방에 위치하여 하악과두와 함께 턱핀질을 구성한다. 턱관절 상방에 위치한 측두골은 불과 2~3mm 정도의 얇은 뼈로 뇌를 감싸고 있는데 가격에 의해 하악과두<sub>관절머리</sub>가 상방으로 치받으면서 측두골 내벽에 골절을 일으켜 뇌에 손상을 준 것이다.

이처럼 턱관절은 뇌와 아주 가깝게 이웃하고 있기 때문에 턱관절에 가해지는 충격이나 손상은 바로 뇌에 전달되어 여러 가지 형태의 전신증상으로 나타날 수 있다.

오징어나 쥐포처럼 질긴 음식을 너무 많이 씹어 혹사를 시킨다든지 견과류나 게 껍질처럼 단단한 음식을 깨어 충격을 주게 되면 턱관절은 금방 망가지게 된다. 턱관절 내부에는 아주 연약한 연골과 연조직이 들어 있어서 무리한 압력을 주게 되면 쉽게 손상을 받거나 변형되기 때문이다.

## 아래턱은 저울추

인체의 골격은 마치 가늘고 길다란 탑과 같이 생긴 척추위에 4.5~6kg의 볼링공만큼 무거운 머리를 얹어 놓은 것 같은 불안정한 형태의 구조로 되어 있다.

척추는 26개의 레고의 작은 블록과 같은 척추뼈로 쌓아져 있어서 조금만 무게 중심이 흐트러지면 금방 무너질 것 같은 구조 위에서 머리가 무게 중심을 잡아주고 있다.

머리의 무게 중심은 아래턱의 저울추와 같은 역할에 의해 결정되며 턱관절이 움직일때 중심축은 제1경추<sup>목뼈</sup>와 제2경추가 맡고 있다. 그러므로 턱관절이 한쪽으로 틀어지게 되면 당연히 제1경추와 제2경추가 틀어지게 되며 그 밑에 있는 척추들도 도미노처럼 서서히 틀어지게 되어 결국은 척추 전체가 휘어지게 되는 척추측만증의 결과를 초래하게 된다.

'인체의 대들보'라고 하는 척추가 휘어지게 되면 자율신경계에 이상이 생기게 되어 여러 가지 전신증상들이 나타나게 된다. 그러므로 턱관절은 전신건강의 초석이 되는 아주 중요한 기관이라는 것을 반드시 명심해야 한다.

# 03 턱관절의 위치가 중요하다

### 턱관절은 그네

아래턱은 마치 그네처럼 윗턱에 매달려 있다. 그네의 고리에 해당하는 턱관절은 상하좌우전후 마음대로 움직일 수 있게 만들어져 있다. 그래서 턱에 힘을 빼고 똑바로 누워있으면 턱이 뒤로 밀려들어가고 옆으로 누우면 옆으로 밀려간다.

이렇게 맥없이 매달려 있는 턱관절이기에 자유자재로 움직일 수 있어 별의별 음식을 다 씹을 수 있고 마음대로 수다를 떨 수 있고 온갖 표정을 지을 수가 있는 것이다. 오히려 턱관절은 너무 유연하고 부드럽기 때문에 조그만 충격에도 쉽게 위치가 변할 수 있다는 것이 문제이다.

치아의 높이가 너무 높거나 낮아도 혹은 치아가 불규칙하게 나서 음식을 씹을 때 마다 위아래 치아가 부딪혀도 그 충격은 바로 턱관절에 전달되며 쉽게 턱관절의 위치를 변하게 한다. 뿐만 아니라 한쪽으로 턱을 괴거나 한쪽으로 엎드려 자거나 한쪽으로 음식을 씹거나 혹은 뺨을 세게 때리기만 해도 턱관절은 아주 쉽게 틀어져 버린다.

한쪽 뺨을 때리면 나머지 한쪽 뺨도 내밀라고 하신 예수님의 말씀이 어쩌면 굉장히 일리가 있는 말씀인 것 같기도 하다. 한쪽으로 틀어진 턱관절을 반대쪽 뺨을 때려서 제자리로 가게 해야하니까…. 불행하게도 일단 한번 틀어진 턱관절은 쉽게 제자리로 돌아오지 않는다. 더욱이 틀어진 턱관절은 여러 가지 심각한 부작용을 가져온다.

턱관절은 양측성 관절이기 때문에 턱관절이 틀어졌다는 것은 한쪽 턱관절이 잡아당겨지고 있고 다른 한 쪽 턱관절은 눌리고 있다는 의미를 갖는다. 눌리는 쪽 턱관절은 연약한 턱관절 내부가 눌려 손상을 받고 잡아당기는 쪽 턱관절은 턱관절 내부의 인대가 늘어나게 된다. 결국은 양쪽 턱관절이 다 손상을 받는다는 이야기이다.

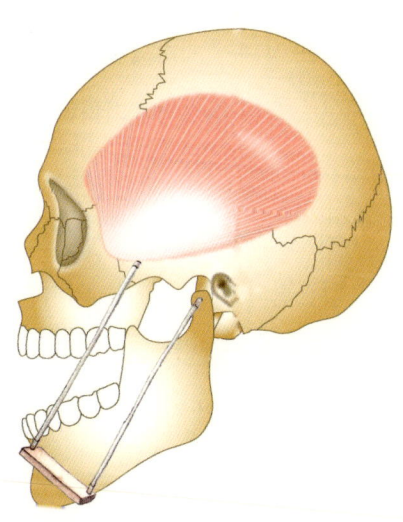

또한 턱관절이 한쪽으로 틀어졌다는 것은 아래턱의 무게중심이 한쪽으로 쏠렸다는 뜻이며 나아가서는 볼링공 무게만큼 무거운 머리의 무게중심이 한쪽으로 쏠렸다는 의미가 된다. 아래턱은 마치 저울추처럼 머리의 무게 중심을 좌우하기 때문이다.

문제는 거기에서 끝나는 것이 아니다. 작고 가느다란 도너츠 형태의 척추뼈가 레고의 블록쌓기처럼 기둥을 만들어 4.5~6kg의 무거운 머리를 떠받치고 있는데 머리의 무게 중심이 한쪽으로 쏠리게 되면 척추기둥이 중심을 잃고 무너지기 시작한다. 이때 척추기둥이 무너지는 것을 막기 위하여 기둥주위의 근육들이 대신 엄청난 무게를 받아내게 된다. 특히 머리 바로 밑에서 받치고 있는 목주위의 근육들에게는 감당하기 힘들 정도의 무게가 전달된다.

24시간 중 누워있는 시간<sup>평균 8시간</sup>을 제외하고 나머지 앉거나 서 있을 때 머리 무게를 지탱하기 위하여 근육들은 긴장상태로 있게 되며 그러한 상태가 지속되면 점차 근육에 피로가 쌓이게 된다. 점점 심해지면 근육이 경직되어 딱딱하게 굳어지면서 통증을 느끼게 된다.

## 턱관절의 바른 위치

턱관절의 바른 위치는 어떠한 것이며 또 턱관절이 틀어졌다는 것은 어떻게 되었다는 것인가? 예전에는 턱관절의 하악과두<sup>관절머리</sup>가 턱관절주머니의 정가운데에 위치한다고 알고 있었다. 그러나 치과의사인 겔브 박사가 수많은 턱관절 환자의 방사선사진을 분석한 결과 하악과두는 앞뒤로 볼 때 턱관절 주머니의 정가운데에서 앞쪽 즉 관절융기 쪽에 위치하며 위아래로 볼 때 턱관절 주머니 전체 높이의 절반정도에 위치한다는 것을 밝혀냈다. 그래서 겔브박사는 정상적인 턱관절의 위치를 도표상에 표시를 하고 '겔브의 4/7위치 Gelb's 4/7 position'라 명명하였다. 이는 턱관절 장애의 진단과 치료에 아주 중요한 판단 기준이 된다.

부정교합이나 외부로부터의 충격 등으로 턱관절내의 하악과두가 틀어지면 뒤쪽이나 위쪽으로 밀리게 되어 연골판이 손상을 받게 되며 턱관절 뒤쪽에 위치한 신경과 혈관이 많이 분포되어 있는 연판후 조직에도 손상을 주어 통증이 나타날 수 있다. 그러므로 턱관절이 틀어졌다는 것은 한마디로 턱관절 장애가 발생되었다는 것을 의미한다.

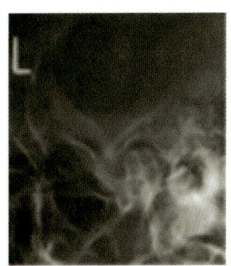
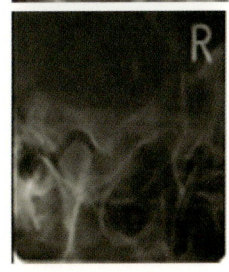

턱관절 방사선 사진

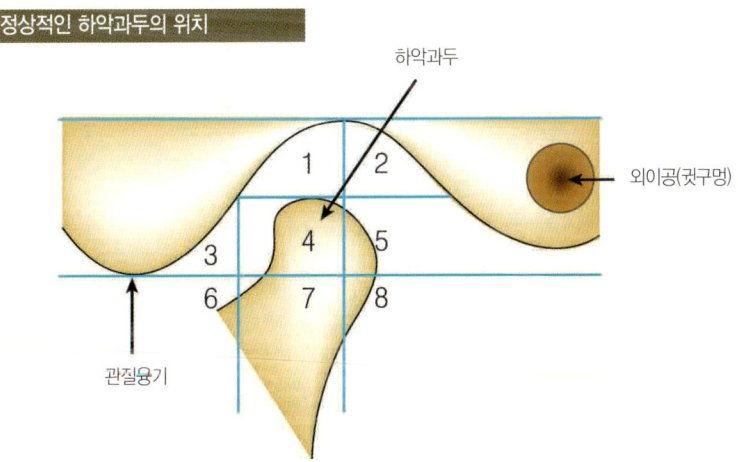

정상적인 하악과두의 위치

# 04 턱관절의 구조와 기능

턱관절은 의학용어로 측두하악관절이라 부르는데 측두골<sup>관자놀이뼈</sup>, 하악골<sup>아래턱뼈</sup>의 관절과두<sup>관절머리</sup>, 그 사이에 섬유조직으로 만들어진 관절원판<sup>연골원판, Disc</sup>으로 구성되어 있다. 턱관절은 근육과 인대로 둘러싸여져 있어서 마치 'Ball Bearing'과 같은 구조를 가지고 관절강<sup>관절주머니</sup>을 이루며 그 내부에 활액으로 채워져 있어서 회전운동, 활주운동 등 다양한 운동이 가능하다.

턱관절이 다른 관절과 크게 다른 점은 '양측성 관절'로 좌우측 관절이 반드시 동시에 움직인다는 것이다. 그리고 다른 관절은 폈다 구부렸다하는 굴신운동과 회전운동만을 하는데 반해 턱관절은 벌리고 다무는 운동 외에 회전하기도 하고 미끄러지는 활주운동을 하여 모든 관절 중에서 가장 복잡한 운동을 한다. 그렇기 때문에 턱관절은 사소한 자극에도 쉽게 손상을 받을 수 있다.

사람은 하루에 세 번씩 음식을 씹는 행위를 하며 살아간다. 그러나 대부분의 사람들은 음식을 씹을 수 있다는 것이 얼마나 행복한지 잘 모르고 있다. 음식이 입안에 들어오면 본능적으로 씹어서 넘기도록 구조가 만들어져 있기 때문에 별로 생각을 해본 적이 없을 것이다. 그러나 심한 풍치나 턱관절 장애로 인해 음식을 잘 씹을 수가 없게 되면 비로소 그 소중함을 깨닫게 된다.

음식을 씹는 행위는 마치 방아를 찧는 행위와 유사하다. 음식이 입안에 들어오면 제일 먼저 혀가 아래 어금니의 움푹파인 교합면<sup>씹는면</sup> 위에 음식을 올려놓고 위 어금니의 뾰족한 교합면<sup>씹는면</sup>이 방아를 찧듯이 음식을 잘게 부수어 낸 다음 옆으로 밀어낸다.

**턱관절 단면도**

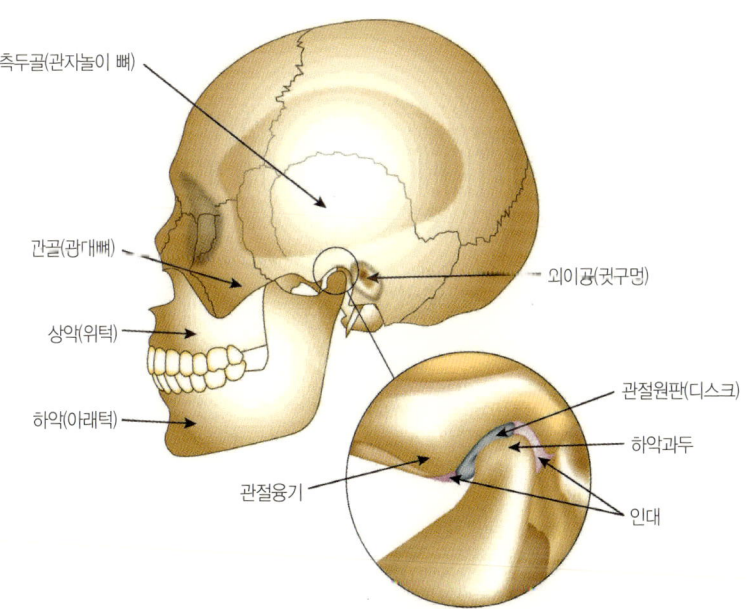

그 다음에 혀는 잘게 부수어진 음식을 다시 아래 어금니의 교합면 위에 올려놓게 되고 같은 행위를 반복하여 음식을 가루로 만들어 낸다. 음식을 씹는 행위는 혀, 치아, 근육, 턱관절의 공조에 의해 이루어지는데 그 과정이 매우 정밀하게 진행이 되어 만약 하나라도 문제가 생기면 작업이 원활하게 이루어지지 않는다.

위의 네 가지 역할 분담을 정리해보면 다음과 같다.

첫째, 혀는 입안에 들어온 음식을 아래 어금니 위에 올려놓는다.

둘째, 어금니는 절구와 절구공이 역할을 하여 음식을 잘게 부수어낸다. 위아래 치아가 서로 짝이 잘 맞지 않으면 음식이 옆으로 새어 버리게 되어 음식이 잘 씹히지 않게 된다.

셋째, 근육은 아래턱을 들어 올리고 내리고 혹은 앞이나 옆으로 밀어내는 역할을 한다. 근육의 힘이 약하게 되면 음식을 잘게 부수거나 갈아낼 수 없게 된다.

넷째, 턱관절은 근육이 아래턱을 상하 좌우 전후 마음대로 움직일 수 있도록 도와주는 베어링과 같은 역할을 한다. 턱관절에 이상이 생기면 아래턱의 운동범위가 제한을 받게 된다.

씹는 행위를 하는데 있어서 가장 주도적인 역할을 하는 것은 당연히 치아이다. 그것은 아무리 기운이 센 사람일지라도 방아가 없이는 곡식을 찧을 수 없듯이 치아가 없으면 아무리 좋은 근육과 턱관절이 있어도 소용이 없는 것이다. 성능 좋은 방아가 곡식을 잘 찧을 수 있다.

PART
# 2

# 턱관절 장애의 증상

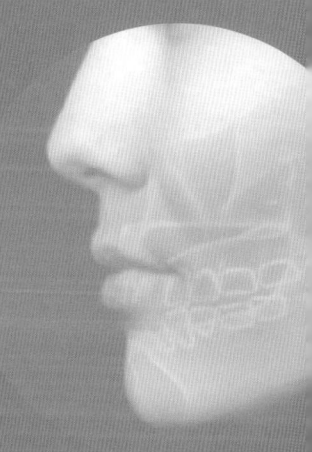

# 05 턱관절 장애란 무엇인가?

　턱관절 장애란 한마디로 턱관절내의 하악과두<sup>관절머리</sup>의 위치가 틀어져서 생기는 턱관절의 이상을 말한다.

　입이 잘 안 벌어진다, 턱에서 소리가 난다, 턱관절이 아프다하는 증상은 전형적인 턱관절 장애의 증상인데 이는 턱관절 내부의 이상으로 인해 생기게 된다. 그러나 턱관절 장애를 턱관절만의 문제로 인식하는 것은 숲을 보지 못하고 나무만 보는 격이라 할 수 있다. 왜냐하면 턱관절은 독자적으로 움직이는 기관이 아니라 주변의 저작계<sup>음식을 씹는데 동원되는 치아, 근육, 인대, 골격을 통틀어 일컬음</sup>와 상호 보완적으로 움직이는 아주 섬세하고 복잡한 구조로 되어 있기 때문에 턱관절 장애는 턱관절을 둘러싸고 있는 모든 저작계와 그에 영향을 받는 두개골과 척추, 나아가서는 전신적인 영향까지도 생각해야하기 때문이다.

　치아가 이루는 교합<sup>위아래 치아의 맞물림</sup>이 안정되지 않으면 턱관절도 안정될 수 없으며 그 결과 머리의 무게 중심이 흐트러지게 된다. 뿐만 아니라 턱관절이 운동을 할 때는 제 1경추목뼈와 제 2경추가 운동의 중심축이 되기 때문에 턱관절의 위치가 변하게 되면 경추로부터 시작하여 전체적인 척추가 틀어지게 된다.

턱관절과 경추

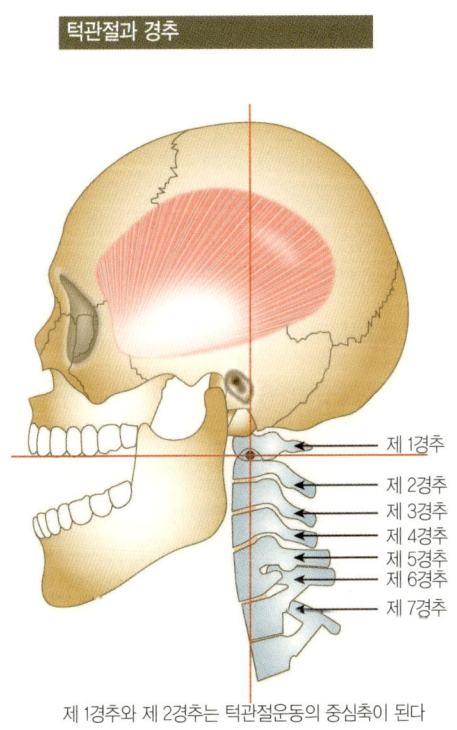

- 제 1경추
- 제 2경추
- 제 3경추
- 제 4경추
- 제 5경추
- 제 6경추
- 제 7경추

제 1경추와 제 2경추는 턱관절운동의 중심축이 된다

# 06 턱관절 장애의 증상

턱의 위치가 한쪽으로 틀어지거나 교합이 잘 맞지 않게 되면 턱관절과 그 주변 근육에 과도한 긴장과 손상이 발생한다. 뿐만 아니라 턱관절강턱관절 주머니내의 하악과두가 뒤로 밀려 올라가면서 뇌로 올라가는 내경동맥과 외경동맥을 압박하여 혈류장애를 유발시키기도 하며 삼차신경이나 자율신경계에 문제가 생길 수도 있다.

자율신경계는 신체 생리학적 균형Homostasis을 이루는 가장 기본적이고 중요한 신경이므로 이에 문제가 생길 경우 전신적Holistic인 증상을 유발시킨다.

다음은 턱관절장애가 생겼을 때 나타나는 여러 가지 증상들이다.

이 밖에도 일일이 열거할 수 없을 정도로 다양한 증상들이 많이 있다. 자신의 증상이 다음 항목 중 10개 이상 해당된다면 턱관절 장애로 판단되므로 반드시 전문의사와의 상담이 필요하다.

### 일반적인 증상

- [ ] 입을 벌리거나 다물 때 턱관절에서 소리가 난다.
- [ ] 하품이나, 단단한 음식을 씹거나 깨물 때 턱관절에 통증이 있다.
- [ ] 평상시 가만히 있을 때에도 턱관절에 통증이 있다.
- [ ] 입이 잘 벌어지지 않는 경우가 있다.
- [ ] 턱이 빠진 적이 있거나 느슨한 느낌이 든다.
- [ ] 턱과 얼굴의 근육이 뻐근하거나 통증을 느낀다.
- [ ] 턱과 얼굴주위에 마비감을 느낀다.
- [ ] 아침에 일어나면 턱관절에 통증이나 불편감이 있다.
- [ ] 몸의 자세가 틀어져 있다.
- [ ] 걸음걸이에 이상이 있다.
- [ ] 손발이 저리거나 무감각하다.
- [ ] 손발이 차다.
- [ ] 담이 잘 결린다.
- [ ] 갑상선 장애가 있다.
- [ ] 순간적으로 정신을 잃은 적이 있다.
- [ ] 다른 사람보다 통증이나 자극에 더 예민하다.
- [ ] 만성 피로가 있다.
- [ ] 안면 비대칭이 있다.
- [ ] 양쪽 어깨의 높낮이가 다르다.
- [ ] 어깨가 안으로 굽어있다.

### 구강내의 증상

- [ ] 앞니가 자꾸 벌어진다.
- [ ] 어금니가 잘 맞지 않는다.

- [ ] 어금니를 꽉 무는 습관이 있다.
- [ ] 한쪽으로만 음식을 씹는다.
- [ ] 잘 때 이를 간다.
- [ ] 침이 끈적끈적하고 치주질환이 잘 생긴다.
- [ ] 입이 오므라드는 느낌이나 볼이 치열에 들러붙는 느낌이 든다.
- [ ] 혀나 볼이 자주 깨물린다.
- [ ] 혀 주위에 치열의 요철이 생긴다.
- [ ] 입이 지그재그로 벌어진다.
- [ ] 음식을 삼키기가 어렵다.

## 귀이 증상

- [ ] 귀가 아프다
- [ ] 청각장애, 중이염, 현기증, 이명 귀에서 이상한 소리가 들리는 것 등이 있다.
- [ ] 몸의 중심이 잘 안 잡히고 잘 넘어진다. 평형감각에 이상이 있다.
- [ ] 귀지가 잘 생기고 귓속이 가렵다.
- [ ] 청력이 저하된다.

## 호흡기·인후 증상

- [ ] 알러지성 비염, 축농증, 편도선염, 천식이 있다.
- [ ] 코 뒤에서 목으로 점액 같은 것이 넘어간다.
- [ ] 코로 숨쉬기가 곤란하여 입으로 숨을 쉰다.
- [ ] 가슴이 답답하고 숨쉬기가 곤란하다.

### 눈의 증상

- [ ] 눈 주위나 눈속에 통증이 있다.
- [ ] 눈꺼풀이 떨린다.
- [ ] 눈이 침침하고, 따갑거나 충혈이 된다.
- [ ] 밝은 빛을 보면 지나치게 눈이 부신다.
- [ ] 눈이 뻑뻑하거나 눈이 가렵다.
- [ ] 눈에 초점이 잘 안 맞는다.
- [ ] 눈물이 잘 나온다.

### 만성 통증

- [ ] 두통이나 편두통이 있다.
- [ ] 뒷목, 어깨, 팔, 허벅지, 무릎, 다리 등이 뻣뻣하고 아프거나 잘 움직일 수 없다.
- [ ] 어깨의 통증과 함께 손이나 팔이 저리다.

### 소화기의 증상

- [ ] 음식 알레르기가 있다. 알레르기성 특이 체질
- [ ] 소화가 잘 안 된다.
- [ ] 만성변비나 설사가 있다.

### 피부·부인과 증상

- [ ] 피부에 이상이 있다. 여드름, 알래르기, 지성·건성피부
- [ ] 손발이 차다.
- [ ] 산부인과 영역에 이상이 있다.
- [ ] 생리통이 심하고 불규칙하다.
- [ ] 두피가 민감해진다.
- [ ] 등과 뒷머리 부위에 여드름이 잘 생긴다.

**심리적 증상**

- [ ] 우울증이 있다.
- [ ] 신경불안증이 있다.
- [ ] 쉽게 화가 나고 흥분을 잘한다.
- [ ] 지나치게 걱정을 많이 한다.
- [ ] 건망증이 심하다.
- [ ] 불면증이 심하다.

## 턱관절 장애의 진행 단계

턱관절 증상은 한 가시만 생기는 것이 아니기 때문에 명확하게 단계를 구분하는 것은 어렵지만 증상에 따라 어느 정도 턱관절의 손상 정도를 가늠할 수 있다.

| | |
|---|---|
| 1단계 | 입을 벌리거나 다물때 턱관절에서 '덜커덕'거리거나 '딱'하는 소리가 난다. 턱관절 안에 있는 관절원판이 하악과두 관절머리에 부딪혀서 손상을 받고 있는 상태로 초기에 속한다. |
| 2단계 | 입이 잘 안 벌어지거나 입을 벌리면 입이 돌아간다. 턱관절 안에 있는 관절원판이 제자리에서 이탈되어 작동이 잘 안 되는 상태로 중기에 속한다. |
| 3단계 | 턱관절에 통증이 심하다. 턱관절안에 있는 하악과두가 뒤로 밀려서 연조직을 누르고 있는 상태로 중기에 속한다. |
| 4단계 | 입을 벌릴때 턱관절에서 '드르륵'하며 자갈 구르는 소리나 맷돌갈리는 소리가 난다. 턱관절 안에 있는 관절원판이 완전히 닳아서 없어지거나 옆으로 밀려나 뼈끼리 부딪히는 상태로 말기에 속한다. |

PART
# 3

# 턱관절 장애의 사례

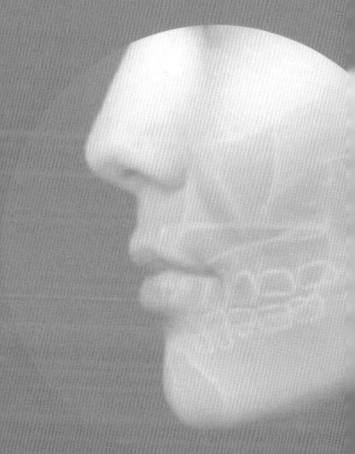

## 선생님! 입이 안 벌어져요.

30여년전 필자가 대학병원에서 레지던트 할 때의 일이다.

비구니 스님이 입이 전혀 벌어지지 않는다고 내원하셨는데 검진을 해보니 진짜 입이 2~3mm 정도밖에 벌어지지 않는 것이 아닌가! 20mm 이하로 입이 벌어지는 환자는 자주 접하였으나 숟가락은커녕 젓가락도 안들어갈 정도로 안 벌어지는 환자는 난생 처음이었다. 그야말로 교과서에서만 보았던 아관긴급 牙關緊急이라는 증상이었다.

아관긴급이란 턱을 들어 올리고 내리는 교근이라는 근육에 강직성 경련이 일어나서 입을 벌릴 수가 없는 증상을 말한다.

말을 할 수 없기 때문에 스님과 필담으로 이야기를 나누었는데 자기는 멀리 전라남도 지방에서 올라왔으며 치료하기 위하여 한의원에서 침도 맞아보고 동네 유명하다는 병원은 다 가보았지만 효과가 없었으며 약 보름동안 음식을 먹지 못해 빨대로 미음이나 우유만 마셔왔다고 한탄을 하더니 급기야는 펑펑 울기 시작하였다.

난감하여 어쩔 줄 모르다가 달래서 진정 시키고 나니 '고칠 수 있는 병이냐. 평생 이대로 가면 죽는 것 아니냐' 하는 질문을 하였다. 물론 고칠 수 있다고 큰소리는 쳐놓았지만 내심 걱정이 안되는 것은 아니었다. 턱관절 교과서에 나온대로 응급처치용 지그<sup>zig</sup>를 제작하여 입에 물게 하고는 약 30분가량 기다려 보았다. 기적 같은 일이 벌어졌다.

환자가 배시시 웃으며 '이제는 입이 벌어지네요' 라며 말을 하는 것이었다. 그 모습을 보니 한순간에 긴장이 풀려 다리에 힘이 빠질지경이었다.

입이 20mm 정도 벌어진 상태에서 보름동안 이를 닦지 않아 입 냄새가 진동하여 구역질이 날 정도였지만 가까스로 참아가며 구강검진을 해보니 어금니 쪽에 플라그로 뒤 덮인 소위 '산쁘라 브릿지'를 발견할 수 있었는데 너무 조악해서 한눈에도 돌팔이의 작품이라는 것을 알 수 있었다.

'산쁘라 브릿지'의 교합상태 위아래 치아의 맞물리는 상태는 아주 엉망이었으며 바로 그것이 아관긴급의 원인이었던 것이었다. 그래서 즉시 '산쁘라 브릿지'를 제거하고 임시 치아를 제작해 드렸더니 '아! 이제는 살 것 같다'며 기쁨의 눈물을 흘리며 감사를 표하였다.

그 일을 통해 치아의 교합이 턱관절에 이토록 큰 영향을 미친다는 것을 깨닫게 되었으며 지금까지 30여년 동안 턱관절 치료와 인연을 맺게 된 계기가 되었다.

"아침에 자고 일어났더니 턱이 뻑뻑하고 입이 안 벌어지는 겁니다. 어제까지만 해도 멀쩡했는데 도대체 왜 그런지 모르겠습니다. 조금만 지나면 풀리겠지 하고 아무리 기다려도 나아시지 않습니다"

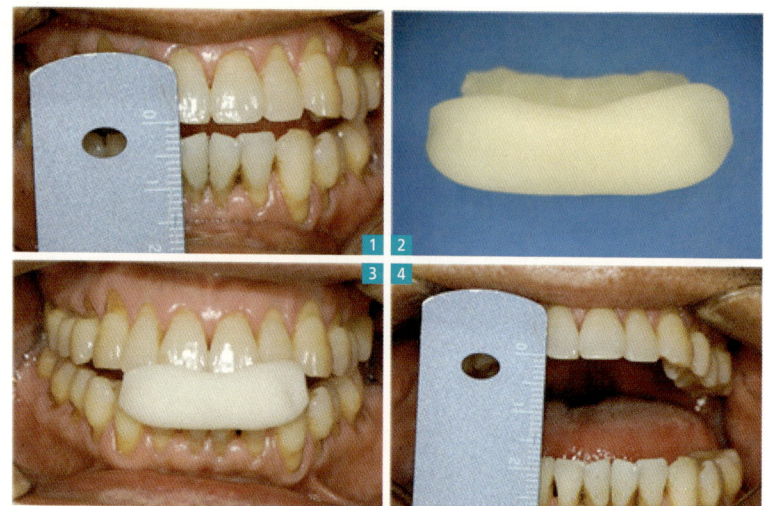

1. 왼쪽 턱관절에 심힌 통증과 부종을 호소하며 내원한 환자로 최대 개구량이 2~3mm 정도를 보인다.
2. 응급으로 만든 지그.
3. 지그를 구강내에 장착한 상태.
4. 지그 장착후 약 10분뒤의 최대 개구량이 18mm 정도를 보인다.

"제가 오징어를 좋아해서 한 마리를 다 먹었더니 갑자기 턱관절이 붓고 아파서 입을 벌릴 수가 없습니다."

이렇게 황당한 경우를 겪는 환자들의 하소연을 가끔 접하게 된다. 어깨나 무릎 같은 관절들은 조금만 이상이 있어도 통증을 느끼거나 잘 움직일 수 없지만 특이하게도 턱관절은 웬만큼 망가져도 신호만 보낼 뿐 통증도 없고 사용하는데 큰 불편이 없다.

턱관절내의 관절원판에는 신경이나 혈관이 없어서 눌리고 찌그러지고 심지어 찢어져도 크게 통증을 느끼지 못하기 때문이다. 이렇게 입이 안 벌어지기까지 턱관절은 계속해서 경고신호를 보냈을 것이다. 하품을 할때 턱에서 '덜거덕' 거리는 소리가 난다든지 간혹 상추쌈을 먹을때 입이 잘 안 벌어진다든지 딱딱한 음식을 씹을 때 턱이 아프다든지 하는 등등.

　음식을 씹는데 큰 불편이 없기 때문에 대수롭지 않게 생각하다가 어느날 갑자기 입이 안 벌어지게 되면 '멀쩡하던 턱이 왜 이러지'하고 생각하게 된다. 그러나 그쯤되면 멀쩡한 턱이 아니라 상태가 많이 안 좋아져서 더 이상 사용하면 턱관절이 망가진다는 최후의 경고를 보내는 것이다.

　여러차례의 경고 신호에도 불구하고 턱관절을 무리하게 사용하였기 때문에 턱관절은 자기 보호본능에 따라 주위의 근육이나 인대의 작동을 멈춰버리게 하여 턱관절을 보호하는 조치를 내린 것 뿐이다.

　입이 2~3mm 정도 밖에 안벌어 질 경우에는 응급으로 지그zig를 만들어서 구강내에 장착해주면 불과 10~20분 안에 자물쇠처럼 잠겼던 근육이 저절로 풀리면서 입이 벌어지게 된다. 그러나 입이 벌어졌다고 다시 딱딱하거나 질긴 음식을 먹게 되면 다시 재발할 수 있기 때문에 반드시 근본 적인 치료를 받아야한다.

## 턱이 아파서 씹을 수가 없어요

흔히 오징어나 쥐포처럼 단단하고 질긴 음식을 많이 먹고 나면 다음날 '아구'가 아프다고들 한다. 여기서 말하는 '아구'는 턱관절을 말하는데 실은 턱관절이 아픈 것이 아니라 턱관절을 움직이는 근육, 즉 저작근이 아픈 것이다.

이처럼 턱이 아프다고 환자가 찾아왔을 때 먼저 턱관절이 아픈 것인지 아니면 턱 주위 근육이 아픈 것인지를 반드시 구별해야 한다.

저작근 Muscles of Mastication 은 음식을 씹을 때 사용되는 교근 Masseter muscle, 측두근 Temporal muscle, 내측익돌근 Medial pterygoid muscle, 외측익돌근 Lateral pterygoid muscle 등의 4가지 근육을 말한다.

질긴 음식을 먹고 나면 4가지 근육중에서도 측두근과 교근이 가장 아프게 느껴진다. 측두근은 옆머리 부분에 부채살처럼 펼쳐져 있는 근육으로 하악을 들어올리고 균형을 잡아주는 역할을 하며 교근은 하악 우각부 아래턱의 맨끝 각진 부위 에서 시작하여 관골 광대뼈 앞쪽까지 비스듬하게 지나가는 근육으로 하악을 앞쪽으로 강력하게 들어 올리는 역할을 한다.

모든 근육은 과도하게 사용하면 피로가 쌓여 마치 등산이나 달리기를 한 다음날 장딴지나 허벅지가 땡기 듯이 근육통을 느끼게 되는 것이 정상이다.

이렇게 단순히 근육에 통증을 느끼는 경우는 온열치료나 맛사지 등의 물리치료로 쉽게 해결할 수 있다.

그런데 '가만히 있어도 아프다' '입을 조금만 크게 벌려도 아프다' '조금 단단한 음식을 씹으면 아프다' 하는 증상들이 나타난다면 턱관절이 심각한 상태에 이르렀다는 것을 뜻한다. 왜냐하면 통증은 모든 증상 중에 가장 마지막에 나타나는 증상이며 조금만 회복되어도 모든 증상 중에 가장 먼저 없어지는 증상이기 때문이다. 그러므로 통증이 지속된다는 것은 턱관절내의 구조상에 심각한 변화가 생겼다는 것을 의미한다.

턱관절의 통증은 겪어 보지 않으면 상상조차 할 수 없을 만큼 심하

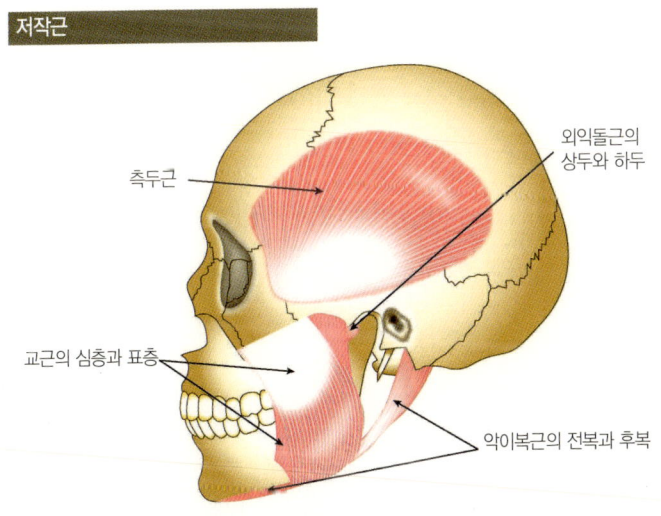

다. 하루는 20대 후반의 젊은 여자 환자가 턱관절의 통증을 호소하며 찾아왔다. 얼마나 아팠으면 상담하는 중에도 계속해서 두 손으로 아픈 턱을 감싸며 말을 하는데, 가끔씩 몹시 괴로운 표정을 짓곤 했다.

"그 전에도 간혹 상추쌈을 먹고 나면 가끔씩 아프곤 하였는데 최근 몇 달 전부터는 부쩍 심해져서 입을 조금만 크게 벌리거나, 단단하거나 질긴 음식을 먹기만 하면 너무 아파서 눈물까지 나요."

턱관절은 두개골머리뼈에 붙어 있는 측두골의 아랫부분과 아래턱의 하악과두관절머리와 그 사이를 가로지르는 관절원판Disc의 3가지로 구성된다.

관절원판은 턱이 움직일 때 두 개의 뼈가 서로 부딪히는 것을 막아주는 역할을 하는데 여기에는 혈관이나 신경이 전혀 들어있지 않기 때문에 웬만큼 망가져도 턱관절에서 소리만 날뿐 통증을 느끼지 않는다.

턱관절이 통증을 느끼는 이유는 부정교합이나 외상으로 인해 아래턱이 뒤로 밀려들어간 경우인데 하악과두가 관절원판 뒤에 있는 연약한 조직을 눌러 손상을 주기 때문이다. 이 부위를 원판후조직이라 부르는데 혈관과 신경이 많이 분포되어 있기 때문에 눌릴 때 마다 통증을 심하게 느끼게 된다. 그러므로 여러 가지 형태의 부정교합 중에서도 아래턱이 뒤로 들어간 무턱Class II Division I이 턱관절 통증이 가장 잘 생기는 타입이다.

이러한 경우에는 턱관절 내부의 연조직이 눌리지 않도록 치과에서 제작한 간단한 스프린트와 같은 장치를 구강내에 장착해주기만해도

**턱관절강의 구조**

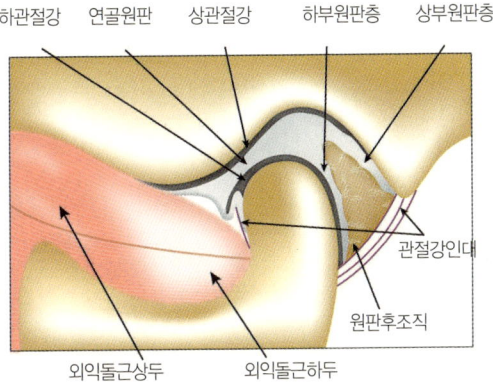

턱관절의 통증은 쉽게 없어진다. 그러나 대부분의 경우 아래턱이 뒤로 밀려들어가서 통증을 느끼기 때문에 아래턱을 전방으로 유도하는 장치를 만들어주는 것이 훨씬 효과적이며 근본적인 치료방법이다.

　이장치는 턱관절이 완전히 재편성Remodelling이 될 때까지 약 3개월 정도 구강내에 장착하게 되는데 제작시 가장 중요한 포인트는 환자의 가장 정확한 턱관절의 위치를 찾아주어야 한다는 것이다. 그리고 아주 드물게 나타나는 턱관절 통증으로는 관절을 눌러싸고 있는 관절낭관절주머니에 염증이 생긴 경우인데 심한 통증과 발열, 부종 등이 나타날 수 있다.

## 스프린트 교합장치는 턱관절 통증에 탁월한 효과가 있다.

턱관절 장애의 대표적인 증상으로 턱관절 통증을 꼽을 수 있는데 흔히 스프린트라 부르는 교합장치를 구강내에 장착하면 웬만한 통증은 씻은 듯이 없어진다.

그 이유는 치아의 교합이 잘 맞지 않는 상태에서 음식을 씹게되면 턱관절 내부에 지속적인 충격을 주어 통증을 느끼게 되고 턱관절 주위의 근육에 피로가 쌓여 근육통을 느끼게 되는데 스프린트는 잘못된 치아의 맞물림을 차단시켜주는 역할을 하기 때문에 근원적으로 턱관절에 가해지는 충격을 방지한다.

그러나 턱관절의 통증이 없어졌다고 해서 턱관절장애가 완전히 치료된 것은 아니므로 근본적인 치료를 하기 위해서는 교합교정 치료가 반드시 필요하다.

수많은 종류의 교합장치가 턱관절 장애의 치료에 사용되어 왔으나 그중에서도 교합안정장치와 전방위치 장치가 가장 많이 사용된다.

교합안정장치는 일시적으로 근육통을 감소시켜 주기 위하여 사용되기 때문에 근육이완 장치라고 부르기도 한다. 그러나 제작과정이 복잡하여 최근에는 기능이 거의 비슷하고 형태가 단순한 중심위 교합장치를 선호하는 경향이 있다.

전방위치 장치는 아래턱을 앞쪽으로 위치시키기 위하여 사용되며 뒤쪽으로 밀려들어간 아래턱의 위치를 정상으로 바로 잡아주는 역할을 하기 때문에 정형적 재위치 장치라고도 부른다.

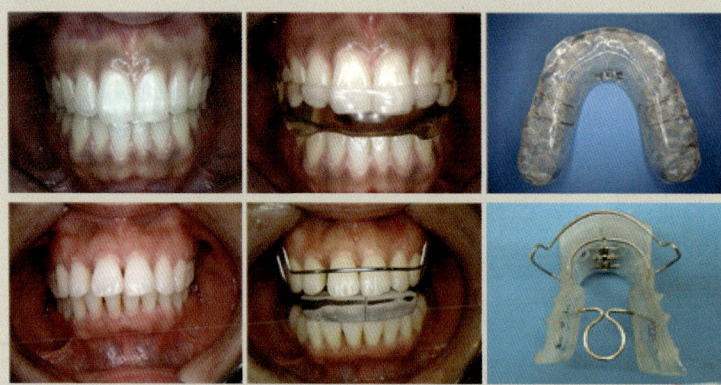

상. 중심위 교합장치
하. 전방위치 장치 혹은 성형적 재위치 장치

## 턱관절에서 자꾸 소리가 나요

"저는 다른 증상은 못 느끼는데 단지 음식을 씹을 때 마다 턱에서 딸깍딸깍하는 소리가 나서 신경이 쓰입니다."

입을 벌리거나 다물 때 턱관절에서 나는 소리는 본인에게만 들리는 경우가 대부분이다. 간혹 옆 사람에게 들릴 정도로 크게 나는 경우도 있긴 하지만 매우 드물다.

그러므로 대부분의 사람들은 턱관절에서 소리가 나도 크게 의식을 하지 않고 살아가지만 유독 소리 나는 것을 예민하게 느끼고 이렇게 불편을 호소하는 환자를 가끔 만나게 된다.

건강한 턱관절은 소리없이 열리고 닫혀야 하는데 소리가 난다는 것은 내부에 무엇인가 서로 부딪히고 마모되고 있다는 것을 의미한다. 그러나 불행하게도 턱관절에서 소리가 나는 증상은 턱관절 치료를 해도 잘 없어지지 않으며 없어진다 하더라도 오랜 시간이 걸린다.

턱관절 잡음의 정체는 외상이나 부정 교합으로 인해 하악과두의 위치가 변하여 턱관절내의 관절원판Disc이 하악과두에 부딪혀서 소리가 나는 것인데 오랫동안 지속이 되면 관절원판이 마모되거나 변형이 되어 아무리 치료를 해도 100% 정상으로 회복될 수 없기 때문이다.

턱관절에서 나는 소리는 크게 세 가지로 나눌 수 있다.

첫째, 턱관절이 손상을 받게 되면 하악과두의 위치가 틀어져서 입을 벌리거나 다물 때 하악과두와 관절원판이 부딪혀서 '딸각딸각' 혹은 '찌걱찌걱' 하는 소리가 나는데 이를 단순관절음 Clicking이라 한다.

둘째, 입을 크게 벌릴때 턱관절의 문지방이라 할 수 있는 관절융기 Articular Eminence를 넘어 하악과두가 빠져나갈 때 관절원판이 눌렸다가 순간적으로 펴지면서 '딱' 하는 소리가 크게 나는데 이를 거대관절음 Popping이라 한다.

셋째, 위의 증상이 만성으로 진행되는 경우 관절원판이 완전히 망가져서 앞으로 밀려나가 작동을 하지 않게 되고 입을 벌리거나 다물 때마다 측두골의 하벽과 하악과두가 직접 부딪히면서 마모가 일어나게 된다. 이러한 상태가 되면 마치 맷돌이 갈리는 소리가 나거나 자갈이 굴러가는 소리가 나는데 이를 머리카락을 비빌때 갈리는 소리와 같다고 하여 염발음 Crepitation이라 부른다.

멀리 전라남도에서 할머니 한분이 지인의 소개로 찾아오셨다.

"계단을 내려 갈 때 마다 턱이 빠져서 턱을 손으로 받치고 다녀요. 성가셔서 못살것네…"

"광주까지 유명하다는 병원은 다 가봤지만 아무데도 못 고친다고 해서 삼년 전부터는 아주 포기하고 이렇게 싫다가 죽을라나 부다 하고 살아요. 별 희한한 병도 다 있네…"

무거운 물건을 들거나 조금 뛰어 다니기만 해도 턱이 빠졌다 들어갔다 해서 미칠 것 같다고 한탄을 하셨다. 수많은 턱관절환자를 보았지만 이렇게 심한 습관성 탈구도 있구나 하는 생각이 들었다. 검진을 하기 위하여 입을 크게 벌려보시라고 했더니 마치 바위덩어리가 굴러가는 소리가 들렸다.

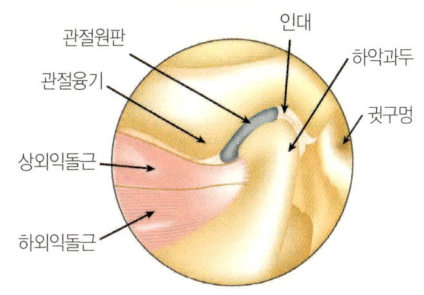

관절원판이 하악과두의 전방부위에 위치한다

구강검진을 한 결과 스피만곡Curve of Spee, 어금니의 교합면이 이루는 가상곡선이 완전히 붕괴되었고 교합평면상하악 치아의 교합면이 이루는 가상편면이 한쪽으로 기울어져 있었다.

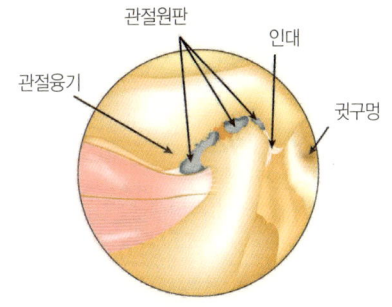

하악과두가 마모되고 관절원판이 찢어지거나 뚫어진 모습을 보인다.

환자의 증상이나 검진 결과로 볼때 턱관절 장애가 너무 오랫동안 만성으로 진행되어 턱관절 치료 자체가 거의 불가능한 상태로 판단되었다. 그러나 환자의 고통을 생각하면 어떠한 방법으로든 치료를 해드리지 않으면 안되는 상황이었다.

좌우측 교합평면의 평형을 맞춘 뒤 중심위 스프린트C. R. Splint를 장착하여 턱관절이 정상적인 위치를 찾을 수 있도

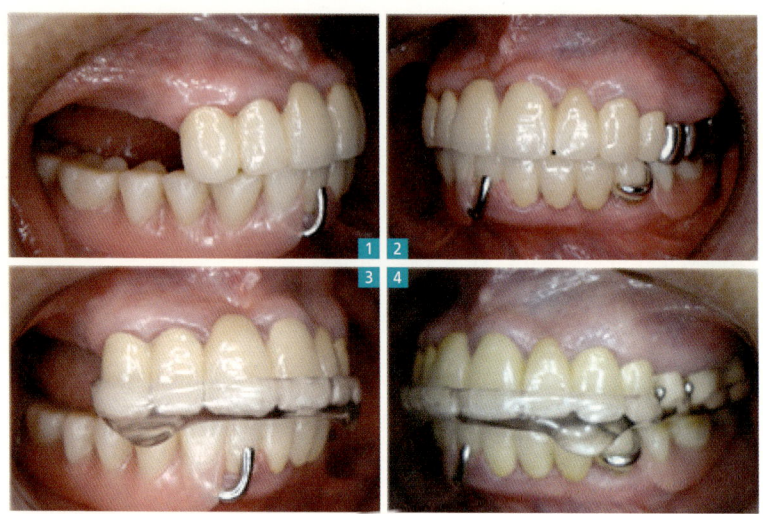

1. 초진시 상악우측 구치부 4개의 치아가 상실되어 있는 구강내 모습
2. 초진시 상악 좌측 구치부의 금속 크라운이 길게 제작되어 있는 구강내 모습
3. 중심위 스프린트CR Splint를 장착한 구강내 모습
4. 금속 크라운을 제거하고 레진 크라운으로 다시 제작하여 장착한 구강내 모습

록 유도하였으며 내원시마다 교합을 올리거나 내려 교합평면을 맞추어 나갔다. 치료를 시작한지 약 3주일쯤 지났을 때 기적같은 일이 일어났다.

조그만 힘을 주거나 뛰어다녀도 금방이라도 빠질 것 같던 턱이 이제는 점차 안정되는 느낌을 갖는다고 좋아 하셨다. 내원 첫날 상담할 때만 해도 '저라고 별수 있겠나' 하는 표정이 역력하고 냉소적이었던 환자의 반응이 점차 호의적으로 바뀌어 가기 시작하였다.

치료가 끝난 몇 달뒤 지인을 통해 '지금은 정상적인 삶을 영위하신다'는 소식을 전해 듣고서야 안도의 한숨을 크게 내쉴 수 있었다.

## 입을 벌리면 입이 돌아가요

　불과 10여년 전만 해도 서울 근교에는 태능의 먹골배와 같은 과수원들이 많이 있었다. 과수원에서 금방 딴 신선한 과일의 맛은 동네 슈퍼마켓에서 사온 과일의 맛과는 비교할 바가 아니다.

　과일을 제일 맛있게 먹는 방법은 과수나무에 달려 있는 과일을 바로 따서 바지에 쓱쓱 문지른 다음 입을 한껏 벌려 한입 베어 물고는 와작와작 씹으면서 신선하고 달콤한 향이 가득한 과즙을 입안 가득히 느끼며 맛보는 것이다. 그러나 턱이 아파서 입을 크게 벌릴 수 없거나 입이 잘 안 벌어지는 사람들은 이러한 즐거움을 느낄 수 없다.

　입이 잘 안 벌어지는 사람들은 대개 입을 크게 벌리려고 할수록 입이 한쪽으로 돌아가게 된다. 입이 한쪽으로 돌아갈 때도 그냥 똑바로 돌아가는 경우도 있지만 지그재그로 입이 벌어지면서 놀아가는 경우가 더 많다. 심지어는 입을 어느 정도 이상 크게 벌리면 턱관절에서 '덜커덕'하는 소리와 함께 벌어지기도 한다.

　입이 벌어지는 과정을 자세히 관찰해 보면 약 20~25mm 정도까지는 턱관절강턱관절주머니내에서 하악과두관절머리가 제자리에서 회전운동만으로 입이 벌어지게 되며 더 이상 입을 크게 벌리게 되면 하

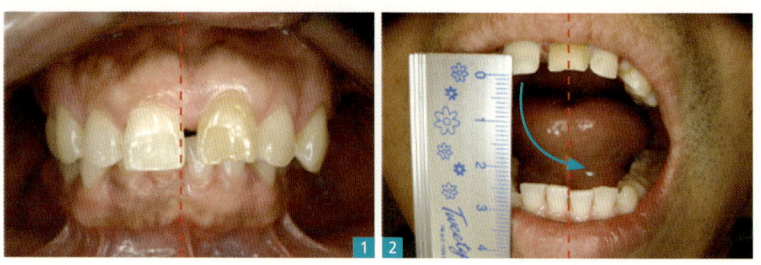

1. 입을 다물었을때 하악중절치의 중심선이 상악중절치의 중심선 보다 약 1mm 가량 오른쪽에 위치하였으며 하악전치가 거의 보이지 않을 정도로 상악 전치부가 하악 전치부를 깊게 덮고 있었다.
2. 입을 벌렸을 때 아래턱이 왼쪽으로 심하게 이동되면서 하악중절치의 중심선이 상악 중절치의 중심선보다 약 4mm가량 왼쪽으로 위치하였으며 최대 개구량은 23mm였다.

악과두가 턱관절의 경사면을 따라 미끄러져 내려오는 활주운동을 하게 된다.

입을 벌릴때 턱관절내의 하악과두의 회전운동과 활주운동은 모두 관절원판 Disc 의 도움으로 이루어진다.

부정교합이나 외상 등으로 인해 관절원판이 손상을 받아 관절원판의 표면이 고르지 못하거나 관절원판의 위치가 이탈되면 입이 지그재그로 벌어지게 된다.

입을 벌릴때 한쪽으로 입이 돌아가는 이유는 턱관절은 양쪽관절이 동시에 움직이는 '양측성 관절'이기 때문에 관절원판의 작동 불량으로 한쪽 턱관절은 턱관절의 경사면을 따라 많이 빠져 내려오고 다른 한쪽은 그 자리에 그대로 있거나 덜 빠져 내려오는 경우 덜 빠져 내려오는 쪽으로 입이 돌아가게 된다. 이 모든 현상들은 턱관절내의 관절원판이 손상을 받아 기능을 상실하였거나 턱관절을 움직이는 근육에 이상이 생겼기 때문에 일어나는 것으로 턱관절 장애가 많이 진행된 상태에서 나타날 수 있다.

이러한 증상을 치료하는 방법은 마치 척추뼈의 연골판이 빠져나와 생기는 추간판 탈출증 즉 우리가 흔히 알고 있는 디스크<sup>Disc</sup>의 치료법과 유사하다.

디스크의 비수술적 치료법은 척추를 잡아당겨<sup>견인</sup> 척추마디와 마디사이의 공간을 늘려 연골원판이 저절로 들어갈 수 있도록 유도하는 방법이다. 마찬가지로 치과에서도 스프린트<sup>Splint</sup>라는 장치를 구강내에 장착하게 하여 턱관절을 움직이는 주변 근육을 이완시켜 턱관절 내부에 적당한 공간을 만들어 줌으로써 관절원판이 자기 자리로 들어갈 수 있도록 유도해 준다.

이때 턱관절내의 하악과두<sup>관절머리</sup>가 턱관절내의 바른 위치 즉 중심위<sup>Centric Relation</sup>에 오도록 위치를 정확히 찾아주는 것이 치료의 관건이다. 그래서 이렇게 제작된 스프린트를 중심위 스프린트<sup>C.R. Splint, Centric Relation Splint</sup>라 한다.

## 입이 잘 벌어지지 않아요

얼마 전 TV 코미디 프로그램에서 한 코미디언이 콧구멍 속에 동전 많이 집어넣기 게임을 하다가 상대가 안되니까 자기는 입안에 주먹을 넣을 수 있다고 하더니 정말로 자기 주먹을 입속에 꾸역꾸역 집어넣고 있었다. 그런데 문제는 입속에 집어넣은 주먹이 빠지지 않아 곤욕을 치르는 장면이었다. 결국은 가까스레 빼내었지만 턱관절에 많은 통증을 느끼는 표정이었다.

턱관절 치료를 하는 의사의 입장에서 볼때 정말 무모한 행동으로 행여나 TV를 보고 따라하는 사람이 있을까 걱정이 되었다. 그런 행동은 절대로 해서는 안되며 잘못하면 턱관절이 빠져 입을 다물 수 없는 상황에 처하게 되며 턱관절내에 출혈이 생기는 큰 손상이 올 수도 있다.

모든 관절은 한번 망가지면 정상으로 회복되기가 힘들다. 특히 턱관절은 구조나 기능이 복잡하기 때문에 손상을 입기 전과 똑같은 상태로는 절대 돌아갈 수 없다. 만약 자꾸 자기 주먹을 입에 넣는 것을 묘기로 삼아 계속하게 되면 턱관절내 인대가 모두 늘어나서 조금만 크게 입을 벌려도 쉽게 턱이 빠져 버리는 습관성 탈구가 되어버린다.

즉 다시 말해서 자기 스스로 턱관절 장애를 만드는 결과를 가져오는 것이다.

정상적인 성인이 최대한으로 벌릴 수 있는 입의 크기는 평균 45~48mm이다. 자가진단하는 방법은 자기의 엄지손가락과 새끼손가락을 제외한 가운데 세 손가락을 세로로 세워 입안에 넣었을 때 힘들이지 않고 들어갈 수 있으면 정상이라 할 수 있다. 손가락 1개의 폭을 약 15mm로 볼 때 손가락 3개의 폭은 45mm정도가 된다. 물론 평균적으로 남자가 여자보다 입이 많이 벌어지며 약 40mm~60mm 정도를 정상적인 개구범위로 인정한다. 원래 입이 아주 작은 사람을 제외하고는 입이 40mm이하로 벌어지는 경우에는 턱관절장애를 의심해볼 필요가 있다.

치과치료를 할 때 입이 안 벌어져서 애를 먹는 환자들이 간혹 있는데 정작 자신들은 턱관절이상이라고 생각해본 적이 없다는 것이 문제다. 그러다가 어느 날 갑자기 식사할 때 입이 안 벌어져서 숟가락이 안 들어가면 당황해서 달려오는 것이 보통이다.

입이 너무 안 벌어져도 문제지만 너무 벌어져도 좋은 것은 아니다. 입이 너무 크게 벌어진다는 것은 턱관절 내 인대가 늘어나서 턱이 쉽게 빠져 버리는 습관성 탈구가 되었기 때문이다. 성악가와 같이 입을 크게 벌리는 직업을 가진 사람들이나 너무 큰 사과를 베어 물거나 하품을 크게 하여 턱이 빠진 경험이 있는 사람들은 습관성 탈구가 오기 쉽다.

## 얼굴이 아파요

　아무 이유 없이 얼굴이 아프다고 호소를 하며 찾아오는 환자들을 간혹 만나게 된다. 다친 적도 없는데 왜 얼굴이 아픈지 모르겠다며 심각한 얼굴로 물어오는데 턱관절 장애 때문이라고 하면 고개를 갸우뚱한다.

　음식을 씹는데 사용되는 근육을 저작근이라 하는데 교근, 측두근, 내익돌근, 외익돌근의 4가지 근육이 주로 사용된다. 그 중에서도 가장 중요한 역할을 하는 근육이 교근이다. 교근은 광대뼈 앞쪽에서 시작하여 아래턱의 맨끝 각진 부위까지 비스듬하게 지나가는 직사격형의 근육으로 아래턱을 열고 닫고 하는 역할을 한다.

　교근은 교합장애가 있거나 스트레스를 받으면 근육이 딱딱하게 굳어져서 잘 움직이지 않게 되거나 통증을 느끼게 된다. 얼굴이 아픈 이유는 바로 이것 때문이다. 이때 교근을 손으로 눌러보면 몽우리 같은 것이 느껴지고 세게 누르면 통증을 느끼게 되는데 몽우리는 근육이 뭉쳐서 나타나는 형태이며 맛사지를 하여 풀어주면 통증이 없어진다.

　또한 이러한 경우에 중심위 스프린트Centric Relation Splint, C.R. Splint와 같

이 단순한 장치만 장착해도 1주일 이내로 통증이 쉽게 사라진다. 그러나 장치 끼는것을 소홀히 하면 또 다시 근육이 뻣뻣하게 굳어지고 통증이 생길 수 있다. 근본적인 치료를 위해서는 반드시 원인을 찾아내어 치료하는 것이 필요하다. 얼굴이 아픈 경우에는 협거혈*을 지압해주면 효과가 있다.

신혼 첫날밤 금속성 마찰음 때문에 소스라치게 놀라 단잠을 깬 신랑은 그만 아연실색을 하고 말았다. 무슨 한이 그토록 많은지 아리따운 신부가 잠결에 이를 빠득빠득 가는게 아닌가.

수면 중에 이를 갈거나 이를 악 무는 행동을 이갈이라 하는데 이렇게 밤에 자면서 이갈이를 하는 사람들의 숫자는 생각보다 많다. 정작 본인은 모르지만 주위 사람들을 통해서 자신이 이갈이를 한다는 것을 확인하게 된다.

이갈이는 주위사람들의 수면을 방해할 뿐 아니라 자신의 수면의 질도 떨어져서 피로감을 느끼게 된다. 아침에 잠에서 깨어난 후 치아나 턱관절의 통증을 느끼며 과도한 근육의 운동으로 두통이나 얼굴

* **협거혈**
하악 우각부 안쪽 1cm 떨어진 곳에 위치하며 입을 벌리면 들어가고 이를 힘주어 깨물면 솟아오르는 두꺼운 근육층 속에 누르면 오목하게 들어가는 부위로 턱관절이나 그 주위 근육의 통증에 효과가 있다.

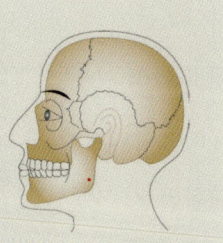

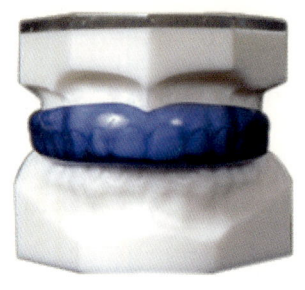
나이트 가드

에 통증을 느낀다. 또한 치아의 마모로 인해 찬 음식에 예민해지며 교근의 발달로 사각턱이 되는 등 여러 가지 부작용이 있다. 아무 이유없이 얼굴이 아프다거나 얼굴이 뻣뻣하다고 호소하는 환자들은 반드시 밤에 잘 때 '이갈이'를 하는지를 확인할 필요가 있다.

수면중에 자신도 모르게 과도한 이갈이로 인해 근육을 지나치게 많이 사용하여 근육에 손상을 주기 때문이다.

이갈이는 대개 코골이중 저호흡증으로 인해 각성상태로 되면서 이를 갈게 되는데 이를 '호흡관련성 이갈이'라 한다. 이런 경우는 코골이를 치료하면 이갈이가 없어진다. 이갈이를 예방하기 위해서는 스트레스나 긴장 상태를 피하고 치과에서 부정교합을 치료하고 수면을 방해하는 흡연, 카페인, 술 등 자극적인 물질의 섭취를 줄인다.

이갈이를 하면 어금니 부위가 많이 닳게 되어 치아가 낮아지고 그로 인해 얼굴이 짧아지게 된다. 치아가 낮아지게 되면 턱관절 내의 하악과두가 후상방으로 올라가면서 턱관절 뒷벽에 손상을 주게 되어 턱관절 장애가 생기게 된다.

이갈이의 원인에 대해서는 아직도 정확하게 규명된 것이 없으나 교합간섭<sub>부정교합으로 인하여 음식을 씹을 때 위아래 치아끼리 부딪히는 현상</sub>과 정서적인 스트레스 때문이라는 학설이 가장 지배적이다. 이갈이의 원인이 정확하지 않기 때문에 근본적인 치료법은 없으며 이갈이를 방지하는 장치인 나이트 가드 Night Guard를 구강내에 장착하고 자는 것이 최선의 방법이다. 약물치료로 근육이완제, 항불안제 등을 사용하기도 한다.

최근의 연구에 의하면 이갈이의 기전은 교근의 근육 활성도가 높아져서 생기는 것으로 밝혀졌으며 교근내에 보톡스 주사를 하여 근육활성도를 약화시킴으로써 이갈이를 치료하는 것이 효과적이라는 것으로 나타났다.

## 귀가 아프고 이명이 들리는데요

"귀가 아파서 이비인후과를 갔는데 아무 이상이 없대요. 혹시 모르니까 치과에 가보라고 해서 왔어요."

귀가 아프고 귀에서 이상한 소리가 울리는 증상은 턱관절 장애 환자가 흔히 호소하는 증상 중의 하나이다. 턱관절 바로 뒤에는 외이공귓구멍이 위치해 있으며 턱관절강턱관절주머니과 내이內耳, 속귀는 가는 관으로 연결되어 있다.

귓속의 맨 안쪽에 들어있는 부위를 내이속귀라 하는데 청각과 평형감각기관이 들어있다. 그래서 턱관절에 염증이 생기면 가는 관을 따라 내이로 염증이 퍼져 중이염을 일으켜서 청각장애가 생기기도 하고 통증을 유발시키기도 한다. 또한 이 가는관 내부에는 미세한 인대힘줄가 들어있으며 중이中耳, 가운데 귀의 추골망치뼈과 연결되어 있다. 턱관절내의 하악과두의 위치에 따라 인대가 수축하거나 팽창하여 귀에 통증을 유발할 수 있다. 또한 내이에는 세반 고리관이라고 하는 평형 감각기관이 들어 있는데 이속에는 림프액이 들어있어 림프액의 흐름과 압력에 의해 평형감각을 느낀다.

턱관절의 하악과두가 뒤로 밀리게 되면 세반고리관내의 림프액이 압박을 받아 현기증을 느끼기도 하고 몸의 중심이 잘 안잡히고 잘 넘어지기도 한다. 그 만큼 턱관절과 귀는 아주 밀접한 관계를 가지고 있다. 이명, 난청, 현기증의 3대 증상을 가진 난치병 메니에르병*도 턱관절 치료를 하면 어느 정도 증상이 호전될 수도 있다.

**귀의 구조**

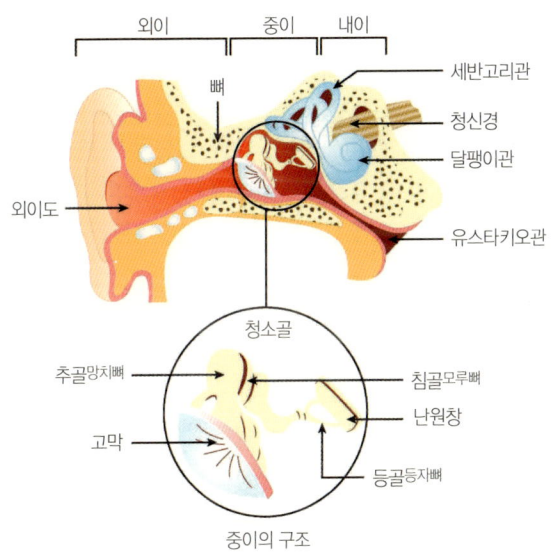

**메니에르 병**Meniere's Disease

이명, 난청과 함께 갑자기 평형감각을 잃고 현기증이나 발작을 일으키는 병으로 1861년 프랑스 의사 메니에르가 맨 처음 보고하였으며 원인은 분명히 밝혀져 있지 않다. 내이의 달팽이관 안에 들어있는 림프액의 과다로 인해 생긴다고 하나 과다가 되는 원인은 알 수 없다. 스트레스를 많이 받는 30~40대의 꼼꼼한 성격의 남성에 걸리기 쉬우며 1000명에 2명꼴로 나타난다고 한다.

## 밝은 빛을 보면 눈이 부셔요

고속도로에서 야간 주행을 할 때면 간혹 반대편 차선의 자동차 불빛 때문에 운전에 방해를 받게 된다. 특히 눈이 부셔서 밝은 빛을 잘 볼 수 없는 사람들에게는 교통사고의 위험이 매우 높아진다.

턱관절 장애가 있는 환자가 가장 많이 호소하는 증상중의 하나가 '눈이 부셔서 밝은 빛을 볼 수 없다'는 것이다. 그러나 이러한 증상이 턱관절장애와 관계가 있는지 모르고 있는 경우가 대부분이다.

턱관절 장애 환자들은 그밖에도 '눈 주위나 눈 속에 통증이 있다' '눈이 따갑거나 충혈 된다.' '눈꺼풀이 떨린다.' '밝은 빛을 보면 지나치게 눈이 부시다.' 등의 증상을 호소하는 것을 많이 볼 수 있다.

이런 증상이 생기는 기전에 대해서는 명확하게 밝혀져 있지 않지만 12개의 뇌신경 중에서 9개의 뇌신경이 턱관절 주변을 지나가는데 턱관절내의 하악과두관절머리의 위치가 뒤로 밀리면서 시신경을 압박하게 되어 다양한 눈의 증상이 나타나는 것으로 추측된다.

또한 턱관절이 틀어지면 머리의 중심이 바뀌면서 경추목뼈도 틀어지게 되는데 경추가 틀어지면서 뇌로 올라가는 추골동맥을 압박하여 뇌의 시각중추에 혈액공급이 방해를 받아 눈에 여러 가지 증상이 나타날 수 있다.

  그리고 간혹 눈뒤에 예리한 통증을 호소하는 경우가 있는데 그 이유는 턱관절 장애가 생기게 되면 저작근의 하나인 측두근이 손상을 받기 때문으로 생각되며 측두근은 안구 외벽의 뒤쪽에서 시작된다.

## 머리가 너무 아파요

　턱관절 장애 환자가 가장 많이 호소하는 통증은 의외로 턱관절 통증 보다는 두통이다. 환자들은 원인을 알 수 없는 만성 두통으로 인해 많은 고민을 하게 된다. 혹시 뇌암은 아닐까, 뇌혈관에 문제가 생긴 것은 아닐까, 뇌속에 기생충이 생겨서 그런 것은 아닐까….

　별의별 상상 속에서 근심과 걱정을 반복하다가 뇌 MRI 사진을 찍는다든지, 뇌파 검사를 해보지만 아무 이상이 없다는 판정이 나오면 더욱 심각한 고민에 빠져들게 된다.

　왜…?

　그러나 대부분의 환자들은 이러한 두통의 원인이 턱관절 때문이라고는 전혀 상상도 하지 못하고 있다.

　하루는 젊은 남자 환자가 찾아와서 상담을 하는데 '이제는 검사하는 것도 지치고 치료받는 것조차 힘들다.'는 말을 하면서 기대나 희망조차 포기한 표정을 지으며 한숨을 지었다.

　"머리가 아파서 도무지 집중을 할 수 없어요, 잘 다니던 직장조차 사표내고 이 병을 치료하려고 3년을 헤매고 있어요. 도대체 이 속에 무엇이 들어 있길래… 총이라도 있으면 여기대고 쏘고 싶어요."

우울증 증상까지 보이는 환자가 측은하기 짝이 없었다.

통계에 따르면 전체 인구의 90% 이상이 두통을 경험한 적이 있고 그 원인의 90%가 긴장성 두통 Tension Headache 이라고 한다.

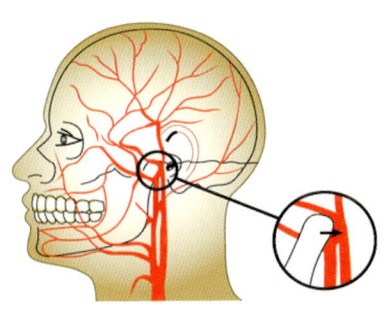

긴장성 두통의 원인은 대부분 턱관절 장애와 밀접한 관계가 있다. 긴장, 과로, 정신적 스트레스 등이 지속되면 두개골, 얼굴, 뒷목, 어깨 부위의 근육들이 계속 긴장하고 수축한 상태로 있게 된다. 그렇게 되면 이곳을 지나가는 말초 신경과 말초 혈관들이 압박을 받게 되어 머리나 목부분이 뻣뻣하고 꽉 죄는 듯한 통증을 느끼게 된다. 이것을 긴장성 두통이라 하는데 턱관절 장애가 있을 경우에는 증상이 더욱 심해 진다.

잠시 우리 몸을 살펴보자. 볼링공 무게만큼이나 무거운 머리 4.5~6Kg를 가느다란 7개의 경추가 지탱하고 있다. 목뼈 주변의 근육들은 머리의 균형을 잡을 수 있도록 도와준다. 아래턱이 나온 주걱턱이나 들어간 무턱, 한쪽으로 틀어진 안면비대칭 등 아래턱의 위치가 정상보다 어느 한쪽으로 치우치게 되면 머리무게의 중심축이 바뀌게 되는데, 이때 머리의 균형을 유지하기 위해 머리와 목뼈 주변의 근육들은 긴장 상태에 놓인다.

이것은 마치 긴장성 두통으로 인해 통증이 일어나는 과정과 거의 유사하다. 그러한 이유 때문에 턱관절 장애가 있는 환자들이 정상인

보다 쉽게 긴장성 두통이 생기게 되며 더욱 심한 두통을 느끼게 되는 것이다. 또한 턱관절내의 하악과두 뒤쪽에는 수많은 신경, 혈관<sup>내경동맥과 외경동맥</sup>, 림프, 신경절이 밀집되어 있는데, 교합이 들어지면 턱관절내의 하악과두가 뒤로 밀리면서 이들 주변조직을 압박하여 두통을 유발시키기도 한다.

살아가면서 두통을 한번도 경험하지 않은 사람은 아마 없을 것이다. 국제 두통학회에서 두통의 종류를 13가지로 분류를 할 정도로 두통의 원인은 다양해서 정확한 원인을 알아내는 것은 쉽지 않다. 두통의 원인을 크게 나누어 보면 긴장성 두통이 90%로 가장 많고 혈관성 두통이 8%, 기타 두통이 2% 정도이다. 긴장성 두통은 머리 전체가 띵하거나 조여드는 감을 느끼며 뒷목이나 어깨가 뻣뻣하게 굳고 무거운 느낌을 갖게 되며 때로는 현기증이나 구토를 동반하기도 한다. 이러한 증상은 수면이나 휴식을 취하면 대개 두통이 없어지거나

---

**두통을 사라지게 하는 방법**

아래의 혈자리를 지압해주면 쉽게 두통이 사라지게 된다

백회혈 | 머리의 정중선과 양쪽 귀 뒷부분을 연결한 교차점을 누르면 조금 말랑하고 압통을 느끼는 부위

통천혈 | 백회혈 좌우 바깥쪽으로 2cm, 앞으로 3cm정도에 위치한 부위

풍지혈 | 머리카락이 나기 시작하는 부위에서 3cm위에 위치하며 뒷목 중앙의 머리뼈에서 좌우 바깥쪽으로 약 1.5cm떨어진 곳에 위치한다.

천주혈 | 풍지혈보다 2cm아래 좌우에 위치한다.

견정혈 | 이는 승모근 상부섬유로서 어깨의 가장 높은 위치에 있다.

감소되며 진통제를 복용하면 어느 정도 효과가 있다.

긴장성 두통의 원인은 앞에서 밝힌바와 같다.

혈관성 두통 Vascular Headache 은 흔히 우리가 알고 있는 편두통 Migraine 을 말하는데 머리의 한쪽 부분만 아프기 때문에 편두통이라 부른다. 머리가 자주 아파서 자신이 편두통을 가지고 있다고 생각하는 사람들의 대부분은 편두통이 아니고 긴장성 두통일 가능성이 많다.

편두통은 혈관계 이상으로 생기는 두통이기 때문에 한쪽 관자놀이 옆이 맥박과 함께 팔딱팔딱 뛰는 듯한 통증을 느끼며 속이 메슥거리는 구토증을 동반한다. 편두통 환자들은 대개 몇십분전 부터 전조증상을 느끼는데 앞이 잘 안보이거나 눈으로 환한 빛이 들어오는 듯한 느낌을 느끼거나 일시적으로 환각상태를 경험하기도 한다. 드물게는 팔다리가 마비되거나 말을 할 수 없는 경우도 있다.

일단 두통이 시작되면 통증이 6~8시간 정도 지속되며 간혹 수일간 지속되는 경우도 있다. 편두통의 원인은 다양하나 두개골내의 말초혈관이 비정상적으로 수축하여 신경을 압박함으로써 통증이 생긴다는 설이 가장 유력하다. 경미한 두통에는 아스피린이나 페노프로펜, 이부프로펜과 같은 비마약성 진통제를 사용하며 통증이 심한 경우에는 코데인 등의 마약성 진통제를 사용하기도 하는데 3주이상 투여하지 않는 것을 원칙으로 한다. 두통이 있을 때 진통제를 복용하는 것보다 목이나 얼굴부위의 근육을 풀어주는 맛사지나 지압이 훨씬 더 효과가 빠르고 좋은 방법이다.

## 뒷목이 땡겨요

　누구나 한번쯤은 뒷목이 땡기는 고통을 경험한 적이 있을 것이다. 고개를 좌우로 틀어도 보고 주먹으로 뒷목을 탕탕 두드려봐도 쉽게 풀리지 않는다. 오랫동안 운전을 하거나 책을 보거나 컴퓨터에 집중해서 고개를 숙이고 같은 자세로 앉아 있게 되면 뒷목과 어깨가 뻣뻣해지고 땡기며 심하면 통증까지 느끼게 된다.

　일시적으로 증상이 나타나는 경우에는 문제가 안되지만 평소에도 뒷목이 땡기고 어깨에 납을 올려놓은 듯이 짓눌리는 느낌이 든다면 경추<sup>목뼈</sup>에 문제가 생긴 것으로 보아야 한다.

　경추는 불과 직경이 40~50mm 정도밖에 되지 않는 아주 작고 가는 뼈로 구성되는데 4.5~6Kg의 볼링공 무게의 무거운 머리를 받쳐주는 역할을 한다.

　대부분의 턱관절장애 환자들은 턱이 한쪽으로 틀어져 있기 때문에 머리의 무게 중심이 한쪽으로 쏠려있다. 그래서 목이 한쪽으로 기울어져 있거나 일자목이 되기도 한다.

　경추의 균형이 잘 잡혀 있지 않으면 머리 무게는 온몸의 자세에 영향을 미쳐 특정 부위의 근육이 과도하게 뭉치거나 혹은 반대로 느슨해지는 결과를 가져오게 된다.

  목뼈는 머리뼈두개골와 가슴등뼈흉추 사이에 위치하며 목의 회전과 관련된 근육, 머리를 지지하는데 관련된 근육, 호흡과 관련된 근육등으로 둘러싸여 있다.

  목과 등의 통증과 관련된 근육은 승모근등세모근, 견갑거근어깨올림근, 능형근마름근 등 목뒤의 근육 중 바깥쪽에 위치한 근육들이다. 그 중에서도 특히 가장 큰 근육인 승모근이 목과 등의 통증에 관련이 크다.

---

### 승모근 Trapezius

근육의 생김새가 마치 스님의 모자와 같다고 하여 승모근이라 하는데 목의 후방 근육으로 어깨와 등의 움직임에 관여한다. 인체의 전반적인 근육긴장의 척도가 되며 워낙 큰 근육이라 여러 부위에 이상이 나타날 수 있다. 피로나 스트레스에 의해 생기는 긴장성 두통의 근원지라 할 수 있으며 근육이 뭉치면 뻣뻣하게 굳어서 목 돌리기가 불편하며 쉽게 피로감을 느끼게 된다.

● 승모근의 피로를 푸는 방법 :
① 양손으로 어깨 쪽 승모근을 꽉 잡은 상태에서 환자의 목을 서서히 좌우로 돌리게 한 후 놓아준다.
② 양쪽 견정혈肩井穴을 지압한다.

# 온 몸이 다 아파요

설마 온몸이 다 아플까 하겠지만 진짜로 아프긴 아픈 모양이다.

상담을 하는 도중에도 계속 고개를 좌로, 우로 꺾으면서 안절부절 못하는 환자를 보니 참으로 안쓰럽기 짝이 없다. 하루라도 진통제 없이는 살 수 없고 '오죽하면 너무 아파서 자다가 서너 번씩 깨겠느냐'며 어떻게 좀 해달라고 매달리는 젊은 환자를 보면서 만감이 교차한다.

턱관절 장애의 통증이 이토록 무서울 줄이야!

그 순간 몇 년 전 머리에서 발끝까지 통증을 호소하던 환자가 떠올랐다. 여러 가지 검사를 해도 원인을 알 수 없어 이병원 저병원을 다니다가 찾아간 내과에서 원인을 모르겠다고 정신과로 의뢰하여 정신과 치료를 받았던 환자였다.

주위사람들로부터 완전히 정신병자 취급을 받았던 그 환자는 자기의 고통을 이해해주는 의사가 이 세상에 단 한명도 없다고 생각되어 억울하고 답답해서 진짜 정신병자가 될 지경이었다고 한탄하였다.

"이렇게 고통스럽게 사느니 차라리 죽는게 나아요." 라며 울먹이던 목소리가 아직도 귓전에 맴돈다.

그리고 또 한 환자…

10여년 동안 이유없이 시름시름 아프고 온몸이 안 아픈데가 없으며 기운이 없어 걸어가다가도 중심을 잃고 넘어지기도 하고 10분을 넘게 서 있지도 못하며 매사 의욕도 자신도 없어하던 중년 여성 환자.

파리한 얼굴에 기미가 가득하여 한 눈에 봐도 중환자같이 보였다.

온갖 건강검진을 다해도 특별한 이상이 없다고 하여 한의원에서 좋다는 보약은 다 먹어 봐도 소용이 없고 약 값 만해도 어마어마하게 들어 이젠 더 이상 방법이 없을 것 같다며 푸념하던 그 환자가 모든 원인이 턱관절 장애 때문일 것이라고 하니 못 믿어하는 눈초리로 '정말 치료가 되느냐'고 몇 번씩 물었다.

구강상태를 검진해보니 치아가 다 닳아 치아 길이가 1/2도 안 남았고 윗니가 아랫니를 완전히 덮고 있었다. X-ray를 촬영한 결과 턱관절의 관절원판Disc이 완전히 기능을 잃어 옆으로 빠져있었고 하악과두관절머리가 완전히 닳아 반도 안 남고 입을 벌리고 다물 때 마다 자갈 굴러가는 소리가 옆 사람에게까지 다 들렸다.

누가 뭐래도 턱관절 장애 때문이라는 확신이 들었다. 병원까지 오는데 승용차로 1시간이 넘게 걸리는 거리였지만 열심히 치료를 받고자하는 의지가 보였다. 일주일에 한 번씩 진료 받으러 올 때마다 멀미가 나서 차에서 내려 심호흡을 하고 온다고 하였다.

첫째 주에는 세 번, 둘째 주에는 두 번, 셋째 주에는 한번 하는 식으로 점점 줄이들더니 넷째주가 되던 날. '이제는 많이 좋아졌어요. 살 것 같아요. 이젠 멀미도 안 나요.' 하며 환하게 웃던 모습이 지금도 눈에 선하다.

턱관절 장애로 인해 전신에 통증이 생기는 원인은 다음과 같이 세 가지로 요약할 수 있다.

첫째. 턱관절 장애가 있는 사람들은 대개 턱이 한쪽으로 틀어져 있다. 그 이유는 부정교합으로 인해 치아가 이루고 있는 교합평면이 한쪽으로 기울어지기 때문이다. 턱관절이 한쪽으로 틀어지게 되면 머리의 무게중심이 바뀌기 때문에 척추 전체가 틀어지게 된다. 머리의 무게를 지탱하고 척추의 균형을 유지하기 위하여 척추 주위를 둘러싸고 있는 근육들은 마치 갑옷과 같은 형태로 머리에서부터 엉덩이까지 서로 단단하게 연결 되어 있다. 그중에 음식을 씹을 때 관여하는 근육만 해도 척추를 중심으로 무려 80쌍이나 된다.

만약 턱관절이 한쪽으로 틀어지게 되면 여러 근육들이 척추의 균형을 유지하기 위하여 긴장이 되어 수축이 일어나게 된다. 이러한 긴장상태가 오랫동안 지속이 되면 근육에 피로가 쌓여 근육이 딱딱하게 뭉치게 되고 근육과 근막에 손상이 일어나게 된다. 이렇게 되면 전신의 근육에 통증을 느끼게 된다.

둘째. 턱관절은 양측성 관절이기 때문에 턱관절이 틀어졌다는 것은 한쪽 턱관절은 잡아 당겨지고 반대쪽 턱관절은 눌리고 있다는 것을 의미한다. 얼굴에는 우리 몸을 지배하는 12개의 뇌신경중에 9개의 신경이 지나간다. 특히 턱관절 주위에는 후신경, 시신경, 삼차신경, 청각신경, 설하신경 등 5개의 중요한 감각신경의 가지들이 밀

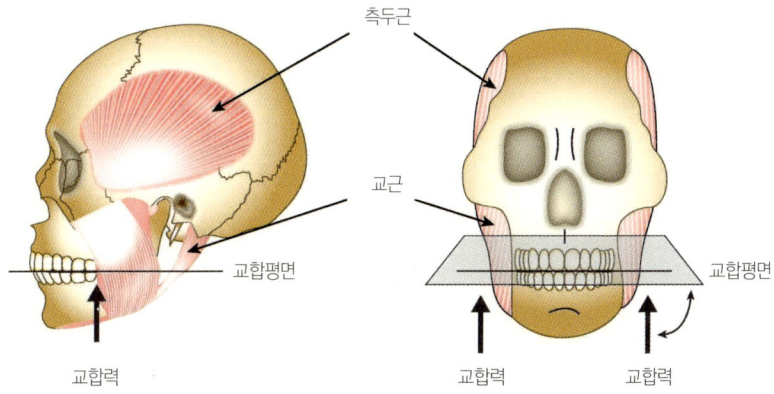

교합평면과 교합력의 분산

집해 있으며 혈관, 림프절 들과 복잡하게 얽혀 있다. 턱관절이 틀어지게 되면 하악과두<sup>관절머리</sup>가 신경을 비롯한 이들 조직을 압박하여 점차 전신적인 통증으로 나타나게 된다.

셋째. 턱이 한쪽으로 틀어졌다는 것은 교합평면이 비뚤어져 있다는 것을 의미한다. 음식을 씹을 때 평균 50~60kg정도<sup>최대 440kg까지</sup>의 압력이 치아에 가해진다고 한다. 이때 가해지는 압력은 반드시 상하악 치아의 교합면이 이루는 가상평면인 교합평면에 수직으로 가해져야 충격이 골고루 분산될 수 있는데 교합평면이 비뚤어져 있으면 압력의 분산이 제대로 이루어지지 못하기 때문에 뇌에 충격을 주어 신경기능에 이상을 초래한다. 이러한 충격이 오랫동안 누적이 되면 온 몸에 통증이 나타날 수 있다.

## 섬유근육 통증 증후군 Fibromyalgia, 섬유조직염

턱관절장애로 인한 전신통증과 반드시 구분해야 할 질환이 바로 섬유근 통증 증후군이다.

혈액검사와 X-ray 검사 등 다양한 검사를 통해서도 이상 유무를 발견할 수 없으나 온몸이 다 아픈 증상이 나타나기 때문에 꾀병으로 오인 받는 수가 많이 있다. 섬유근육 통증 증후군은 근육에만 오는 일종의 류마티스 질환으로 관절염과 증상이 비슷하며 주로 근육, 뼈, 인대가 이어지는 부분에서부터 통증이 발생하여 전신으로 퍼져나간다.

피로, 전신통증, 수면장애, 감각이상, 두통 등 전신장애를 일으키는 증후군이다. 원인이 확실하지 않은 신경내분비나 면역학적 변화와 관계되는 만성질환으로 전신에 걸친 통증이 3개월 이상 지속되고 전신에 18개의 압통점이 있으며 피로, 누통, 우울증, 불안장애, 복통, 설사, 현기증 등의 증상이 나타난다. 그 외에도 피부발진, 기억장애, 집중력 장애 등의 증상이 나타날 수도 있다.

전 국민의 약 0.5~2%가 나타날 수 있는 흔한 질병이며 특히 30~50대 사이의 여성에서 발생률이 높다.

## 얼굴의 피부가 거칠어졌어요

턱관절 장애 환자가 치료가 끝나갈 때 쯤 되면 공통적으로 변화하는 것이 얼굴의 혈색이 좋아진다는 것이다. 기미, 주근깨가 가득하던 얼굴이 어느새 뽀얀 피부로 바뀐다든지 여드름 투성이의 얼굴이 깨끗한 얼굴로 바뀌는 것을 종종 볼 수 있다. 그 이유를 정확하게 규명할 수 없겠지만 턱관절이 바른 위치로 복원되면서 전신적인 건강이 좋아 지기 때문으로 해석 할 수 있다.

몇 년전 지방에서 치료 받으로 왔던 40대 중반의 부인은 자신의 나이보다 10년은 더 들어 보일 정도로 쇠잔해 있었다. 목소리는 기운이 하나도 없었고 파리한 얼굴에 기미가 가득하여 당장이라도 어떻게 될 듯한 모습을 하고 있었다.

"아무 이유없이 시름 시름 아프고 어지러워서 똑바로 서 있을 수가 없어요. 10여년 동안 한약을 달고 살다시피 하고 좋은 약이란 약은 다 써 보았는데 효가가 없어요"

"이번에도 크게 기대하지는 않아요. 남편이 꼭 가보자고 해서 지푸라기라도 잡는 심정으로 왔어요."

말하는 것 조차 힘겨워 하는 모습에서 마치 인생를 포기한 듯한 인상을 받았다. 검사 결과 턱관절이 거의 손을 쓸수 없을 정도의 말기 상태였다. 6개월간 온갖 방법을 동원하여 치료를 하는 동안 환자의 기력이 점차 좋아지는 모습을 볼 수 있었다. 정성을 다하여 최선의 치료를 했다고 자부를 하고 안도의 한숨을 쉬었다.

그로부터 2년쯤 지났을 때 그 환자 분이 다시 찾아오셨는데 내 눈을 의심하지 않을 수 없었다. 할머니 같은 이미지는 온데 간데 없고 활기찬 40대 초반의 젊은 부인이 씩씩하게 걸어 들어오고 있었다.

"골프를 치고 돌아가는 길에 원장님 생각이 나서 잠깐 들렀어요, 늘 감사하게 생각합니다."

감동이 물밀듯이 밀려오면서 가슴이 뭉클해지고 콧등이 시큰거렸다.

"오히려 제가 더 감사 합니다."


턱관절의 하악과두(관절머리) 뒤쪽에는 수많은 신경, 혈관, 림프, 신경절 등이 밀집되어 있다. 턱관절이 틀어지면 하악과두가 후방으로 혹은 후상방으로 올라가게 되는데 턱관절 주변의 조직들을 압박하여 얼굴부위의 혈액순환을 방해함으로써 안색이 나빠지고 얼굴에 발진이 생기고 안면 근육이 굳어지게 된다.

교합 교정 장치를 사용하여 아랫턱의 위치를 바르게 찾아주게 되면 턱관절 내부의 하악과두에 의해 눌린 조직들이 정상적인 순환을 하게 되어 안색이 좋아지게 된다.

## 얼굴이 비뚤어졌어요

요즈음의 트렌드는 '외모 지상 주의'가 대세이다.

방학때만 되면 성형외과가 문전성시를 이룬다고 하니 젊은 사람들의 외모에 대한 관심을 가히 짐작할 수 있다. 더욱이 고등학생들까지도 성형수술을 한다고 하는데 성장이 끝나지도 않은 상태에서 아무런 문제가 없을까 걱정이 된다.

젊어지고 예뻐지고자 하는 욕망은 탓 할 수 없다. 그러나 지나치게 외모 위주의 수술을 하다보면 정상적인 기능을 잃을 수가 있기 때문에 더 큰 문제가 생길 수도 있다.

일전에 젊은 여자 환자가 턱이 아프다고 찾아 왔다. 상담중에 알게된 사실은 자신의 직업은 발레리나인데 공연중에 조명을 받으면 얼굴이 삐뚤어진것이 너무 표시가 나서 성형외과에서 수술을 예약해 놓은 상태라 하였다.

얼굴을 자세히 들여다 보았더니 한쪽 얼굴이 약간 더 크고 두툼해 보였으며 미간, 코끝, 인중, 턱끝이 이루는 정중선이 한쪽으로 틀어져 있어 한눈에 보아도 안면비대칭이라는 것을 알 수 있었다.

안면비대칭은 크게 골격성과 비골격성으로 나눌수 있다. 골격성은 원래 선천적으로 얼굴뼈가 비정상으로 좌우 비대칭되게 발육된 경우인데 안면비대칭의 약10% 정도 밖에 되지 않는다.

비골격성은 얼굴뼈에는 큰 문제가 없이 단지 턱관절이 한쪽으로 틀어져서 턱끝이 한쪽으로 당겨져 있는 경우인데 턱관절 치료를 하지 않고 오래 방치를 하게 되면 모든 근육의 방향이 당겨진 턱끝 쪽으로 당겨져서 입술은 물론 코, 눈, 눈썹, 심지어는 이마의 주름 까지도 한쪽으로 쏠리게 된다. 또한 근육도 한쪽만 발달하여 얼굴의 크기가 차이가 나게 된다.

환자에게 후자에 해당되니 수술을 서두르지 말고 턱관절 치료를 한 후에 결정할 것을 권유 하였다. 1년 반에 걸쳐 턱관절 치료와 함께 교합을 맞춰 주기 위한 교정교합교정을 끝낸 뒤 아직도 수술을 하고 싶은지를 물었다.

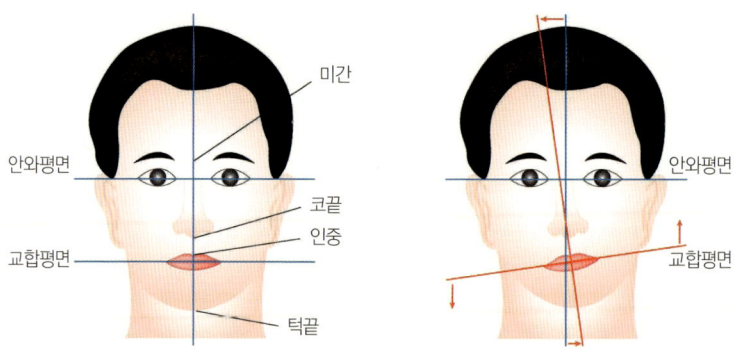

"이정도면 수술을 안해도 될 것 같아요, 만족합니다."

안면 비대칭의 대부분이 비골격성이며 단지 턱관절이 틀어진 것이 원인인데도 불구하고 많은 환자들이 성형외과에서 수술을 받는 것이 현실이다. 그러나 수술을 하여 얼굴을 똑바로 만들어 놓았다 할지라도 틀어진 턱관절은 어떻게 할 것인가?

### 턱관절 장애로 생긴 안면비대칭의 원인

1. 부정교합으로 인해 교합평면이 비뚤어져서 턱관절이 한쪽으로 틀어진 경우
2. 교통사고나 구타에 의한 타박상으로 턱관절이 한쪽으로 틀어진 경우
3. 나쁜 습관 즉, 편측 저작, 턱 괴기, 엎드려 자는 습관, 전화기를 턱과 어깨사이에 끼고 통화하는 습관, 한쪽 어깨에 가방을 매는 습관 등으로 턱관절이 한쪽으로 틀어진 경우

### 턱관절 장애로 인해 생긴 안면 비대칭의 특징

1. 미간의 중심과 턱 끝의 중심이 일치하지 않는다.
2. 위아래 중절치(대문니)의 중심선이 일치하지 않는다.
3. 양쪽 눈의 위치나 크기, 양쪽 광대뼈의 위치나 크기, 양쪽 귀의 위치, 양쪽 입의 위치 등이 차이가 난다.

## 코를 많이 골아요

"저희 남편이 코를 너무 골아서 같이 잘 수가 없어요. 각방을 쓴지가 벌써 10년도 넘어요."

이렇게 코를 곤다는 이유만으로 부인으로부터 찬밥신세가 되는 남편들을 간혹 만나게 되는데 본인으로서는 참으로 곤혹스러운 일이 아닐 수 없다.

정도의 차이가 있을뿐 남녀노소를 막론하고 코를 골지않는 사람은 없다. 심지어는 개나 고양이들도 코를 고니까…. 그러나 이처럼 남의 수면을 방해할 정도가 되면 문제가 달라진다.

코골이는 코에서부터 폐까지 이르는 기도(숨길)가 좁아져서 공기 호흡이 빨라지고 이로 인해 좁은 부위로 공기가 지나가면서 주변의 연조직이 떨리는 현상이다.

턱관절 장애 환자중에서도 특히 아래턱이 안으로 밀려들어간 과개교합이나 무턱을 가지고 있는 사람들은 코를 많이 골게 된다. 그 이유는 잠을 잘 때 똑바로 눕게 되면 아래턱이 뒤로 밀려 들어가서 혀가 목구멍 쪽으로 넓게 퍼지면서 기도를 막기 때문이다.

코골이는 코골이 자체가 문제되는 것이 아니라 코골이로 인한 수

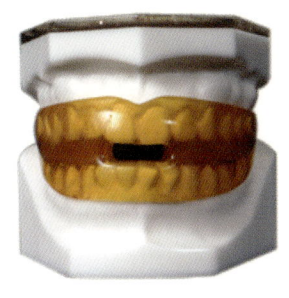
코골이 방지 장치

면무호흡증이 건강에 해롭기 때문에 코골이에 대한 치료가 필요하다. 코골이는 수면 중 뇌에 공급되는 산소량의 저하로 인해 두통이나 집중력 저하, 건망증을 초래한다. 또 혈압상승과 심장마비의 원인이 되고 잠을 자고 나도 충분하지 못하여 만성피로감을 느끼게 되며 입을 벌리고 자기 때문에 항상 입안이 말라 기관지염, 편도선염, 인후염 등에 걸릴 확률이 높아진다.

코골이는 목구멍 주위 조직의 탄력이 떨어지거나 비대한 경우, 혀가 크거나 편도선이 비대한 경우, 코속<sup>비강</sup>이 좁아져 있는 경우에 생기게 된다.

코골이의 치료 방법은 이비인후과에서 목젖이나 주위 연조직을 절제하는 수술, 코골이 임플란트 수술, 비강을 넓히는 수술 등으로 기도를 확보해 주는 수술이 보편화 되어 있다. 그러나 이러한 수술들은 고통이 따를 뿐 아니라 수술후 절제한 조직이 다시 자라 재수술을 해야 하는 경우가 생기며 음성이 변한다든지 혀에 감각 이상이 생기는 등의 부작용이 생길 수 있다.

한해에도 수십만명이 코골이 수술을 받지만 대부분이 후유증을 경험하고 효과가 기대에 미치지 못한다고 한다. 그러므로 코골이 수술을 하기에 앞서 치과에서 제작한 간단한 장치를 상착해 보는 것을 고려해 보는 것이 좋을 것이다.

　코골이 방지 장치는 아래턱을 앞으로 전진시킨 다음 위 아래턱을 하나로 고정시키는 장치로서 수면 중에 구강내에 장착하게 되면 혀가 놓일 수 있는 공간이 넓어져 기도가 확보되기 때문에 코골이를 60~80%정도 개선하는 효과를 가져온다.

　코골이 수술을 고려하는 분들에게는 꼭 권해주고 싶은 간편하고 좋은 코골이 치료법이다.

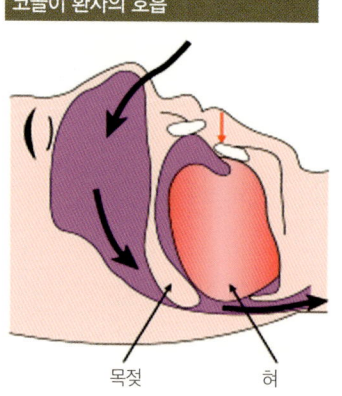

무턱과 같이 턱이 안으로 많이 들어간 환자들은 혀가 안으로 밀려들어가기 때문에 코를 심하게 골게 된다.

# 자세가 틀어졌어요

"정형외과에 갔더니 척추측만증이래요."

"한의원에 갔더니 골반이 틀어지고 척추가 휘어졌대요."

턱관절 장애환자가 척추측만증이나 척추의 통증을 호소하는 경우가 의외로 많이 있다. 환자에게 척추측만증의 원인이 어쩌면 턱관절 장애때문일 수 있다고 설명을 해주면 쉽게 이해를 하지 못한다.

"턱관절 하고 척추하고 무슨 상관이 있어요?"

## 교합평면과 전신자세

교합 평면이란 상,하악 치아의 교합면이 이루는 가상평면을 말하는데 전후 좌우 치아가 같은 평면상에 있어야 한다.

교합평면이 틀어지게 되면 안면 비대칭이 될 뿐 아니라 턱관설 장애를 유발하며 전신자세도 비뚤어지게 된다. 그러므로 교합평면을 바로 잡는 것은 턱관절 장애를 치료하고 전신자세를 바르게 하는 가장 중요한 키포인트가 된다.

교합평면이 비뚤어지면 턱관절이 한쪽으로 틀어지게 되고 그 결과 아래턱의 무게가 턱관절이 틀어진 쪽으로 쏠리게 되고 머리의 무게 중심도 따라 이동하게 된다.

머리의 무게 중심이 한쪽으로 쏠리게 되면 머리를 받치고 있던 경추가 몸의 균형을 잡기 위하여 머리의 반대 방향으로 기울어지게 된다. 또한 어깨는 목과 수직을 이루고 있기 때문에 경추가 기울어진 방향의 반대쪽 어깨가 올라가게 된다. 이때 어깨가 올라간 쪽의 팔은 반대쪽 팔보다 짧게 된다. 이러한 경추의 위치 변화는 서서히 척추를 타고 내려오면서 전체 척추가 비뚤어지는 원인이 되며 결국은 탑을 지탱하는 기단석 역할을 하는 골반까지도 틀어지게 만든다.

골반이 틀어지면 양쪽 다리의 길이가 달라지고 경우에 따라서 한쪽 다리만 휘어지기도 한다.

똑바로 서있는 상태에서 정면을 바라보았을 때 교합평면은 안와평면, 어깨선 평면, 골반선 평면, 지평면이 평행을 이루고 머리의 중심과 양발의 중앙을 지나가는 정중선 상에 척추의 중심이 위치해야

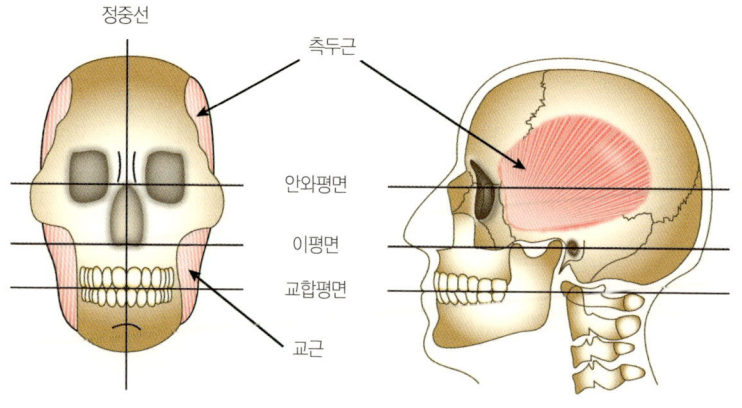

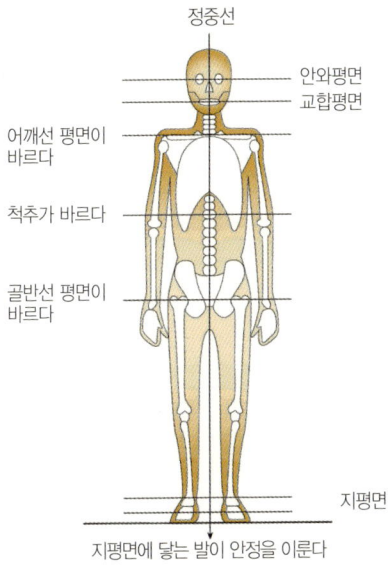
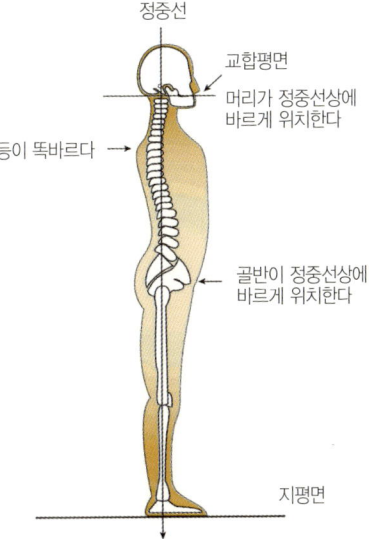
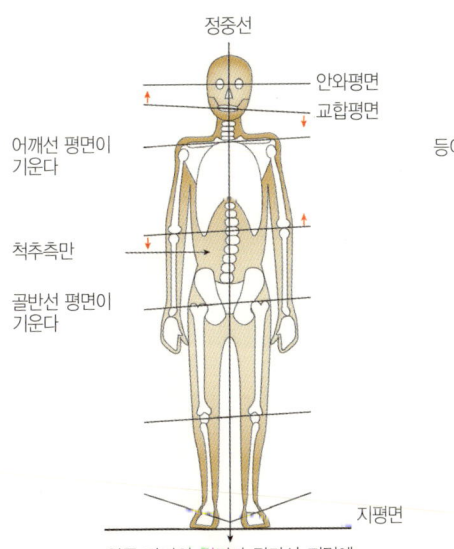
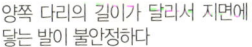
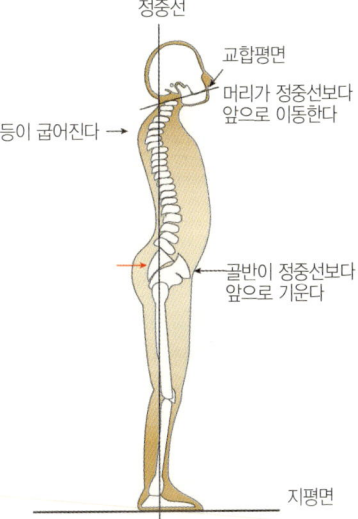

바른 자세라 할 수 있다. 그리고 측면에서 바라보았을 때 머리의 중심과 발바닥의 중심을 지나가는 정중선상에 골반의 중심이 위치해야 하며 교합평면과는 수직을 이루어야 바른 자세라 할 수 있다.

이렇듯 대수롭지 않게 생각되는 교합평면이 전신자세에 미치는 영향은 우리의 상상을 초월하는 결과를 초래한다. 간혹 발굴되는 원시인의 두개골<sup>머리뼈</sup>을 보면 현대인의 그것과는 많은 차이가 있다.

원시인들은 현대인들보다 위아래턱이 매우 발달되어 있으며 앞쪽으로 많이 돌출되어 있다. 그 결과 머리의 무게중심이 앞쪽으로 쏠려 있기 때문에 전신의 균형을 유지하기 위하여 자세가 앞으로 많이 구부러져 있는 것을 볼 수 있다. 그만큼 두개골의 생김새와 전신자세는 매우 밀접한 관계를 가지고 있다.

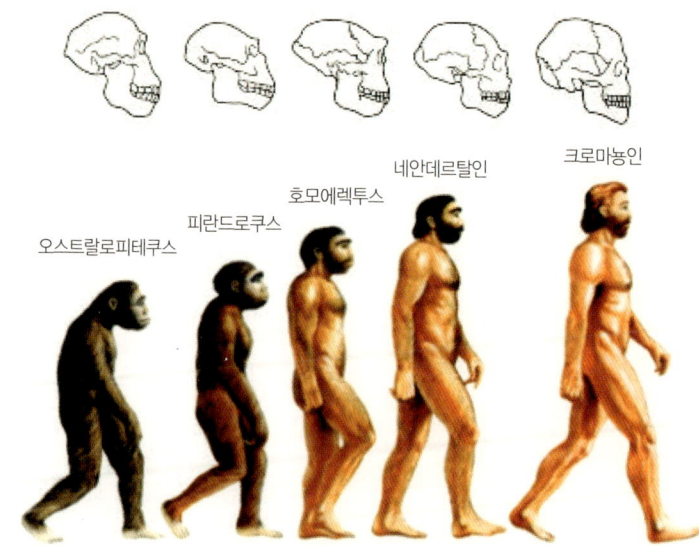

두개골의 모양에 따른 전신 자세

# 턱관절 장애의 자가진단법

**1**

상악 중절치(대문니)의 중심선과 하악 중절치의 중심선이 일치된 상태에서 입을 벌렸을 때 중심선이 똑바로 벌어지는가 확인한다.

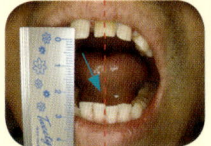
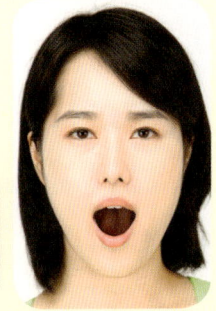

**2**

두손의 새끼 손가락을 귓구멍에 넣거나 두손을 턱관절 부위에 올려놓고 입을 벌렸을 때 턱관절에서 소리가 나는가 확인한다.

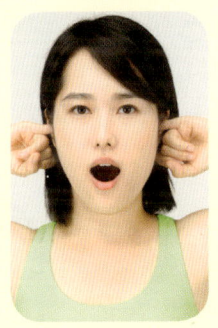

**3**

두손을 턱관절 부위에 올려놓고 입을 벌렸을 때 입을 크게 벌리는 순간 턱관절 부위에 볼록하게 올라오는 것이 만져지는가 확인한다.
만약 입을 벌렸을 때 볼록한 것이 올라왔다가 다물었을 때 다시 들어간다면 턱관절의 하악과두(관절머리)가 습관적으로 턱관절 밖으로 빠져나오는 습관성 탈구 증상이다.

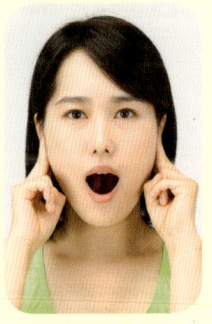

# 4

정상인의 개구범위는 약 40~60mm 정도로 자신의 엄지손가락과 새끼손가락을 제외한 가운데 세손가락을 세로로 세워 입안에 넣었을 때 편안하게 들어갈 수 있으면 정상이다.
만약 40mm 이하로 입이 벌어지면 턱관절 장애를 의심할 수 있으며 20mm 이하로 입이 벌어지면 증상이 심한 것으로 조속한 시일 내에 치료를 받지 않으면 턱관절에 심각한 손상이 올 수 있다.

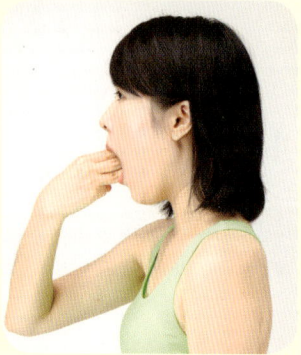

# 5

아래턱을 앞으로 내밀었을 때 약 10~14mm 정도, 좌우로 내밀었을 때 약 10mm 정도가 나올 수 있으면 정상이다.

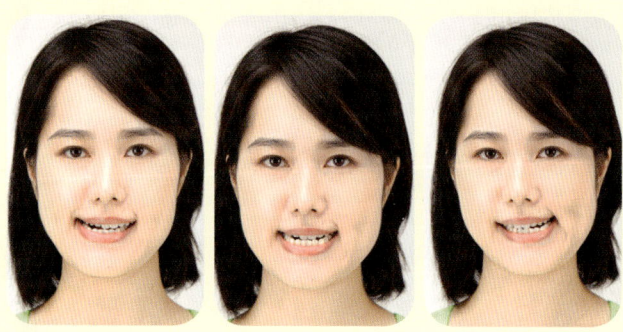

PART
4

# 턱관절 장애의 원인

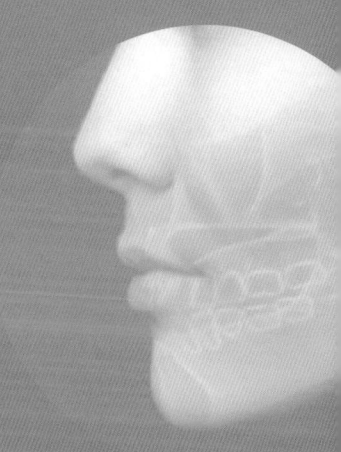

# 07 턱관절 장애의 선천적 원인

아파서 병원을 찾았을 때 환자가 의사로부터 가장 많이 듣는 이야기가 '스트레스 때문이니까 스트레스 받지 말고 사세요.' 라든지 '신경성이니까 마음 편하게 사세요.' 라는 말이라고 한다. 이런 말을 듣고 나면 다행이라고 생각되면서도 맥이 빠지고 은근히 화가 난다.

"이 세상에 스트레스 안받고 신경 안쓰고 사는 사람이 어디 있나… 누군들 스트레스 받고 싶어서 받나, 또 신경 안쓰고 어떻게 살 수 있나…."

맞는 말이다. 현대인들은 스트레스의 홍수 속에서 정도의 차이는 있을지 몰라도 너나 할 것 없이 크고 작은 스트레스와 걱정거리를 가지고 살아간다.

스트레스는 만병의 근원이라 한다. 턱관절이 아프고 입이 잘 안벌어지고 머리가 아픈 증상도 스트레스를 받으면 더욱 심해진다. 그런데 같은 스트레스를 받아도 어떤 사람은 병이 되고 어떤 사람은 아무렇지도 않은 것일까?

그 이유는 육체적, 정신적으로 건강한 사람들은 스트레스에 의해 크게 영향을 받지 않기 때문이다. 스트레스를 받으면 우리 몸에서는 스트레스 호르몬이라는 물질이 나오게 되는데 이것은 혈관을 수축시키고 근육을 딱딱하게 만들어서 통증을 느끼게 하고 잘 움직일 수 없게 만든다. 그러므로 스트레스가 질병의 직접적인 원인이라기보다는 증상을 악화시켜 병증이 나타나게 하는 원인 제공자의 역할을 한다고 할 수 있다.

그러면 턱관절 장애의 원인은 무엇일까? 가장 큰 원인은 부정교합이다.

### 부정교합

부정교합이란 쉽게 이야기하면 치아가 고르지 않고 불규칙하게 배열된 상태를 말하는데 턱뼈나 치아의 발육이상으로 위 아래 치아가 잘 맞지 않는 상태를 말한다.

부정교합이 있으면 음식을 씹을때마다 치아가 서로 부딪혀서 턱관절에 충격을 주게되며 그런 현상을 피하기 위하여 무의식중에 턱관절의 운동 궤도가 바뀌게 된다. 그러한 과정이 오랫동안 반복되면 턱관절내에 손상이 생기고 턱관절의 구조가 변형이 되어 턱관절 장애가 생기게 된다.

특히 윗니가 아랫니를 많이 덮는 과개교합, 아래턱이 위턱에 비해 뒤로 많이 들어가 있어 마치 턱이 없는 것처럼 보이는 무턱, 입을 다

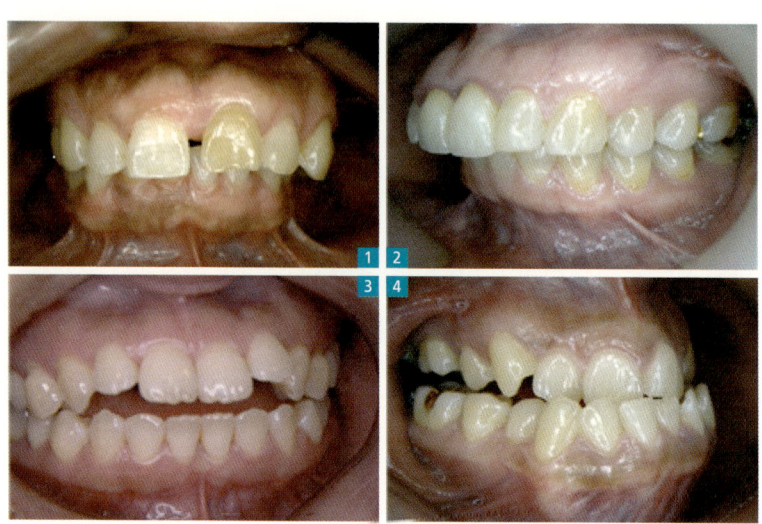

1. 과개교합  2. 무턱  3. 개구교합  4. 주걱턱

물어도 위 아랫니가 서로 닿지 않고 열려져 있는 개구교합, 아래턱이 위턱보다 나와있는 주걱턱 등의 골격성 부정교합에서 턱관절 장애가 많이 발생하는데 그 이유는 아래턱의 위치가 턱관절 운동에 영향을 미치기 때문이다.

  과개교합과 무턱의 경우에는 아래턱이 뒤로 많이 밀려들어가서 음식을 씹을 때마다 하악과두 관절머리가 턱관절의 뒷벽이나 윗벽을 자꾸 때리게 되는데 그 과정이 오래 반복되면서 턱관절내의 관절원판 Disc 이 손상을 받고 위치가 변형이 되어 턱관절 장애가 오게 된다. 그리고 교합평면이 비뚤어진 경우 턱관절도 한쪽으로 틀어지게 되는데 이러한 상태로 음식을 씹게 되면 틀어진 쪽의 하악과두가 턱관절 벽에 충격을 주어서 관절원판<sup>Disc</sup>이 손상을 받게 된다. 이것은 마치 차축이 한쪽으로 틀어진 자동차를 오랫동안 주행을 하게 되면 틀어진 쪽의 타이어가 빨리 마모되는 것과 마찬가지 원리이다.

## 턱관절장애의 직접적인 원인, 교합간섭

대부분의 사람들은 '턱관절 장애는 나와는 관계가 없는 병'이라고 생각한다. 그러나 통계에 의하면 전 국민의 약 80% 정도가 턱관절 이상을 가지고 있으며 약 33%가 한가지 이상의 자각증상을 느끼며 7~8%는 반드시 치료를 필요로 한다고 한다.

생활하는데 큰 불편을 느끼지 못할 정도로 경미한 증상들이기 때문에 무시하고 지나치게 되는데 입이 잘 안 벌어진다든지 턱관절이 아프다든지 턱관절에서 '덜커덕' 소리가 난다든지 하는 증상은 턱관절 장애가 많이 진행된 상태이기 때문에 그냥 방치할 경우에는 턱관절에 심각한 장애를 초래할 수 있으므로 빠른 시일내에 병원을 찾아가서 진단을 받아보는 것이 좋다.

턱관절은 구조가 복잡하고 기능이 다양해서 사소한 충격이나 자극에도 쉽게 손상을 받기 때문에 턱관절 장애의 원인 역시 복잡하고 다양하다.

턱관절 장애의 가장 큰 원인은 부정 교합이며 그로 인해 발생되는 교합간섭이 직접적인 원인이라 할 수 있다.

여러분도 간혹 식사를 하는 도중에 자신도 모르게 '뿌드득'하며 이가 갈리는 소리를 낸 경험이 있을 것이다. 비록 순간적이지만 치아가

시큰해지고 아주 불쾌한 느낌 때문에 밥맛을 잃게 된다. 바로 이렇게 치아가 부딪히는 현상을 교합간섭이라 하는데 이때 생기는 충격은 바로 턱관절에 전달되어 손상을 주게 된다.

우리가 음식을 씹는 과정은 방아를 찧는 것보다 훨씬 정교하고 복잡하다. 방아는 단순히 상하운동으로 곡식을 찧어내지만 사람이 음식을 씹는 과정은 상하운동에 의해 치아가 음식물을 잘게 부순 뒤 Chopping 다시 측방운동으로 잘게 부순 음식물을 갈아낸다 Grinding. 물론 이 일련의 과정은 턱관절과 저작근의 도움으로 정교하게 이루어진다. 그러나 만약 부정 교합으로 인해 위아래 치아의 짝이 잘 맞지 않게 되면 음식이 잘 씹혀지지 않을 뿐 아니라 치아끼리 부딪히는 현상이 발생하게 된다.

## 치아는 정밀한 기계

28개의 치아 중에 음식을 씹는데 가장 중요한 역할을 하는 제1대구치를 예를 들어 음식을 씹는 과정을 단계별로 설명을 하면 부정교합이 턱관절 장애의 원인이 된다는 것을 쉽게 이해할 수 있다.

1단계, 혀가 하악 제1대구치의 가운데 파인홈 중심와, Central fossa 위에 음식물을 올려놓는다.

2단계, 턱이 닫히면서 상악 제1대구치의 뾰족한 부분 교두, Cusp이 음식물을 내려찍으면서 음식물을 잘게 부순다 Chopping.

3단계, 턱이 옆으로 움직이면서 잘게 부수어진 음식물을 다시 갈아낸다 Grinding.

4단계, 갈아진 음식물은 하악 제1대구치의 계곡처럼 생긴 홈<sup>협측 중앙</sup>
구, Cental Groove사이로 빠져 내려온다. 이때 음식물이 빠져 내려오는 길
을 배수구Spill way라 부른다.

그러나 부정 교합이 있는 경우에는 위아래 치아의 짝이 잘 맞지 않
으므로 상악 제1대구치의 교두가 하악 제1대구치의 중심와가 아닌
산등성이와 같이 생긴 경사면교합사면, Ridge에 부딪히면서 치아에 엄청
난 충격을 주게 된다. 뿐만 아니라 부딪힌 상악 제1대구치의 교두는
음식물을 갈아내는 과정에서 경사면을 따라 미끄러지게 되는데 반복
된 마찰로 인해 치아의 마모가 일어나게 된다.

이러한 충격과 마찰은 그대로 턱관절에 전달되어 턱관절내의 하악
과두관절머리와 관절원판Disc에 손상을 주어 결국에는 턱관절 장애를 초
래하게 된다. 이러한 상태가 반복되면 턱관절은 치아가 서로 부딪혀
서 충격이 생기는 것을 막기위하여 무의식적으로 씹는 경로를 바꾸
게 되는데 그 결과 서서히 턱관절이 틀어지기 시작한다. 뿐만 아니라
지속적인 충격으로 턱관절에 가해지는 손상이 아주 심하게 될 경우
에는 아예 저작근에 강직근육이 단단하게 굳는 현상이 오게 하여 턱관절의 작
동을 멈추게 만들어서 입이 벌어지지 않게 되는 경우도 있다. 인체는
외부의 자극으로부터 자신을 보호하는 자기 보호 본능을 가지고 있
기 때문이다.

이상에서 설명한 것과 같이 교합에 대한 지식이 없이 턱관절을 치
료한다는 것은 마치 지도와 나침반이 없이 가본적도 없는 높은 산을
올라가는 것과 같이 무모하기 짝이 없는 일이다.

### 교합간섭의 부작용

부정교합을 가진 사람은 음식을 씹을 때 다른 치아 보다 높은 부위가 먼저 닿게 되는데 이것을 조기 접촉이라 하며 그 결과 음식을 씹을 때 방해를 받는 것을 교합 간섭이라 한다. 교합간섭은 치아와 턱관절에 심각한 손상을 주기 때문에 조속한 진단과 치료가 필요하다.

- 치아에 미치는 영향
  ㉠ 초기에는 치아가 부딪히면서 뾰족했던 부분교두, Cusp이 마모되어 점점 작은 평면교합소면, Occlusal Facet을 형성한다. 그러다가 마모가 계속 진행이 되면 치아의 속살인 상아질이 노출이 되어 찬 음식을 먹을 수 없게 된다. 마모가 더 심하게 진행이 되면 치아의 길이가 아주 낮아지게 되고 그 결과 코끝에서 턱 끝까지의 얼굴의 길이가 짧아지게 되어 입가에 주름이 많이 생기게 된다.
  ㉡ 치아가 자꾸 부딪히는 충격으로 인해 치아표면에 균열이 생기며 심한 경우에는 파절이 된다.
  ㉢ 충격으로 인해 치아의 치근뿌리이 흡수 되어 자꾸 짧아지게 된다.
- 턱관절에 미치는 영향
  ㉠ 치아가 부딪히는 충격으로 인해 턱관절내의 관절원판Disc과 하악과두관절머리가 손상을 받는다.
  ㉡ 치아가 마모되어 낮아지게 되면 턱관절내의 하악과두관절머리가 점차 후상방으로 밀려들어가서 턱관절의 뒷벽을 눌러 손상을 주게 된다. 국소적으로 생긴 교합간섭을 치료하기 위해서는 치

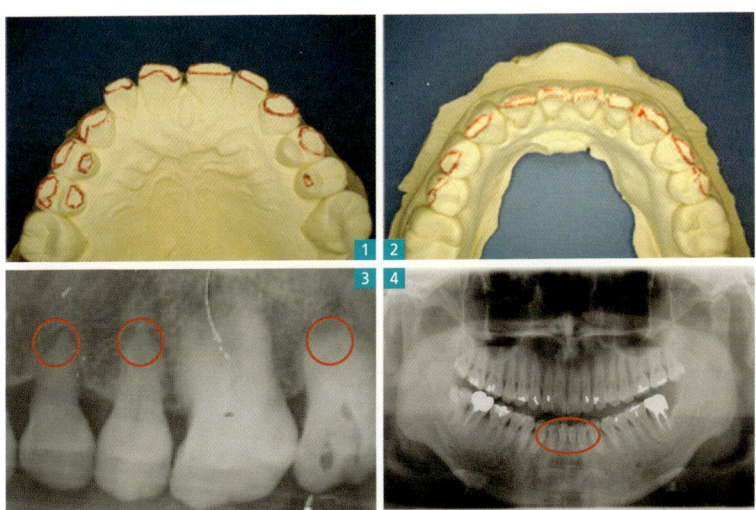

1, 2. 상악, 하악의 치아끼리 부딪혀서 치아에 작은 마모된 평면이 생긴 것을 볼 수 있다.
3. 상악 제1, 2소구치, 제2대구치의 뿌리가 흡수되어 짧아져 있다.
4. 지속적인 교합간섭으로 인해 하악 전치부의 뿌리가 짧아진 것을 볼 수 있다.

## 교합간섭과 턱관절 장애

물론 치아가 한두번 부딪힌다고 해서 턱관절이 당장 망가지는 것은 아니다. 그러나 치아의 교두 뾰족한 부분가 닳아 작은 평면 교합소면이 생길 정도면 문제가 다르다. 치아는 단단한 뼈도 씹어서 가루로 만들어 낼 수 있을 정도로 인체에서 가장 단단한 조직이다. 그렇게 단단한 치아가 닳아서 없어질 때까지 턱관절에 누적된 충격은 가히 짐작할 수 있다. 예를 들면 노크를 10번 정도 하면 손가락이 하나도 아프지 않다. 그러나 수천 번, 수만 번 노크를 하면 아픈 정도를 넘어 손가락에 손상이 온다. 우리는 매일 세끼 식사를 하면서 수천 번 이상 턱관절을 사용하게 된다.

수십년에 걸쳐 부정교합이 있는 치아를 가지고 식사를 한다면 어떻게 될까? 여러분들의 상상에 맡긴다.

아의 조기접촉 부위를 삭제하여 교합조정Occlusal Adjustment을 해준다. 그러나 보다 근본적으로 해결하기 위해서는 교합평면을 바로 잡는 교합교정치료를 해야 한다.

# 턱관절 장애의 후천적 원인 08

### 외상

얼굴이나 머리에 타박상을 입거나 교통사고를 당하게 되면 그 충격으로 인해 턱관절에 손상을 받게 된다. 그 당시에는 대수롭지 않게 생각하고 지내다가 한 6개월이나 1년쯤 지나면 턱관절에서 소리가 난다든지 입이 잘 안벌어진다든지 뒤목이 뻐근해지는 전형적인 턱관절 장애의 증상이 나타나며 심한 경우에는 허리 통증, 손발저림, 어깨 결림, 현기증 등의 척추증상이 함께 나타나기도 한다.

우리가 무심결에 하는 장난 중에 상대방에게 아주 치명적인 손상을 줄 수 있는 행동들이 많이 있다.

예를 들면 장난삼아 아무 생각없이 서 있는 친구를 뒤에서 갑자기 밀친다든지 어른이 어린아이에게 '서울 구경'시켜 준다고 양쪽 관자놀이 부위를 손바닥으로 잡고 높이 들어 올린다든지 혹은 어린아이의 양팔을 붙잡고 그네 타듯이 빙빙 돌린다든지 하는 행위들은 평생을 두고 후회할 만큼 치명적인 손상을 줄 수 있는 아주 위험천만한 행동들이다.

그 밖에도 야단친다고 따귀를 세게 때린다든지 주먹으로 턱을 가격하는 행위는 턱관절의 손상은 물론 턱관절 내 하악과두의 위치가 한쪽으로 틀어지게 하는 결과를 가져오게 된다.

또한 자동차 사고로 인한 충격은 더욱 대단해서 안전벨트를 매지 않았을 경우 앞좌석에 탄 사람들은 대쉬보드에 턱을 들이 박게 되어 심한 경우에는 하악과두 관절머리가 부러지는 경우도 있으며 턱뼈나 치아가 부러지는 경우도 종종 있다.

이때 충격으로 턱관절 내에 출혈이 일어날 수도 있고 하악과두가 뒤로 밀려나게 되어 치아의 교합이 맞지 않게 되는 경우도 있으며 간혹 목뼈에 가해지는 충격으로 인해 목 디스크가 올 수도 있다.

안전벨트를 했다하더라도 심한 충격이 올 경우에는 순간적으로

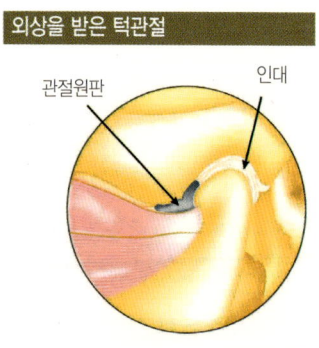

외상을 받은 턱관절

관절원판이 앞으로 밀려나 있다.

# 스포츠가드 Sports Guard 의 종류

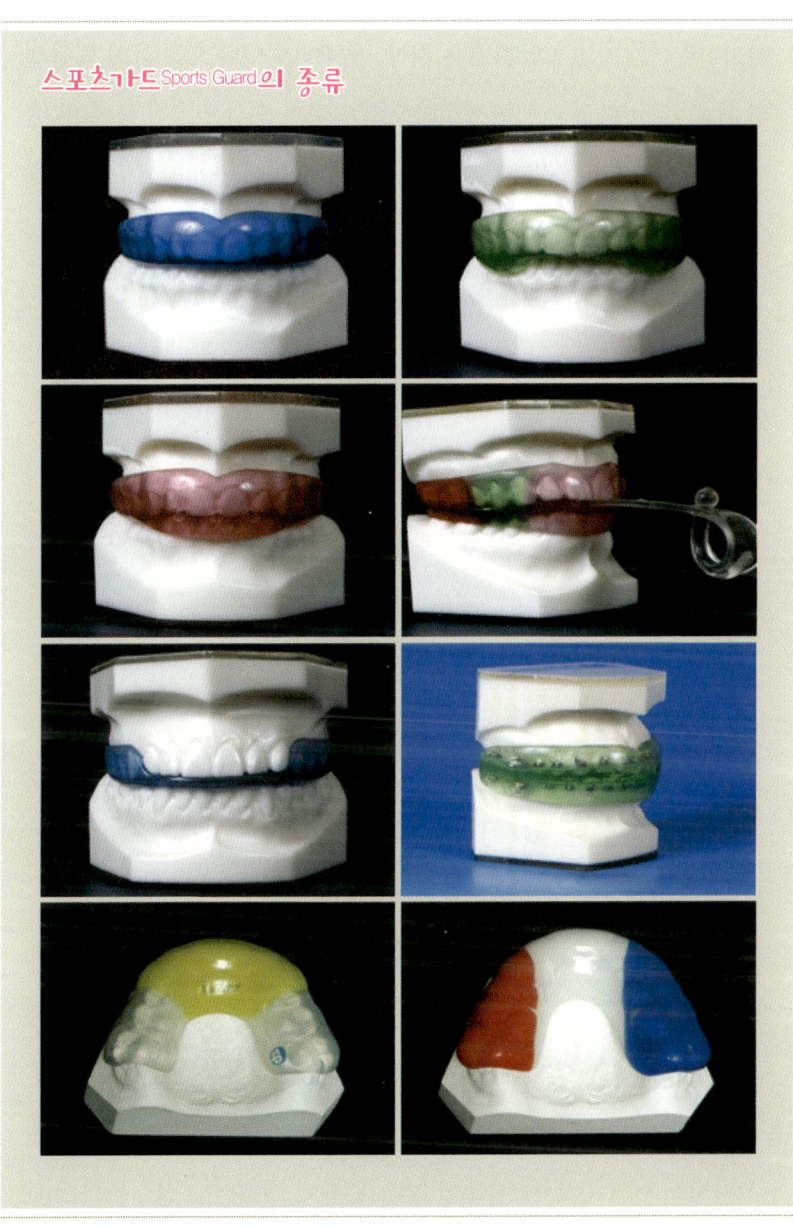

입이 크게 벌어졌다 닫히면서 치아 파절이 일어나기도 하며 턱관절의 급성 탈구로 인해 턱관절내의 연골원판과 연관후조직 등에 큰 손상이 올 수 있다. 그러므로 어린아이를 조수석에 안전벨트도 없이 태우고 다니는 것은 위험천만한 일이다.

이러한 안면 손상 뒤에는 반드시 후유증으로 턱관절 장애나 목 디스크와 같은 고질병이 뒤 따르게 된다. 막상 손상을 받았을 때는 잘 모르고 지내다가 몇 년이 지난 후 입이 잘 안 벌어진다든지 턱관절에서 소리가 난다든지 목이 뻣뻣해지고 잘 안 돌아간다든지 하는 증상들을 호소하게 된다.

인라인 스케이트를 타다가 넘어져 치아가 부러져서 오는 경우도 가끔 보게 되는데 치아만 치료하고 턱관절의 손상은 그냥 지나치는 경우가 허다하다. 항상 세심한 주의와 관찰이 필요하며 부상을 입을 수 있는 운동을 할 경우에는 반드시 구강내에 스포츠가드 Sports Guard 를 장착하는 것을 잊어서는 안된다.

재래식 마우스피스는 단순히 치아만 보호하는 역할을 하는데 비해 스포츠가드는 턱관절의 위치를 인위적으로 하전방으로 고정시켜 줌으로써 턱에 가해지는 충격이 뇌로 전달되는 것을 감소시켜 준다.

미국에서는 이미 1980년대부터 권투와 같은 격투기 뿐 아니라 농구나 미식축구 등 신체 접촉이 많은 종목에 대해서도 선수들의 스포츠가드 장착을 의무화하였다. 뿐만 아니라 최근에는 착용여부를 쉽게 알 수 있게 하기위하여 유색 스포츠가드를 의무화하였다.

## 기록을 올리려면 턱관절 치료를 하라.

택시 운전자와 같이 장시간 집중력을 요하는 직업을 가진 사람들은 일을 할때 항상 긴장상태로 있기 때문에 자신도 모르게 이를 악문 상태로 있는 경우가 많이 있다. 그래서 이들은 치아가 많이 닳아져 있거나 치아에 과도한 힘이 가해져서 잇몸뼈가 손상되어 풍치를 앓게 되는 것을 많이 볼 수 있다.

뿐만 아니라 턱관절내의 관절원판Disc이 눌려서 늘어나고 손상을 받게 되어 턱관절 장애가 생기고 그 결과 긴장성 두통이나 목, 어깨 등의 통증으로 늘 고통을 받게 된다.

긴장상태에서 경기를 치루어야하는 골프선수들의 경우도 마찬가지이다. 박세리나 캐리웹 같은 세계적인 선수들도 턱관절 장애로 인해 두통이나 목의 통증으로 고생을 하다가 턱관절 치료를 받고 경기력이 향상되었다고 하며 요즈음은 이를 악물 때 턱관절이 손상 받는 것을 방지하기 위하여 스프린트를 구강 내에 장착하고 경기에 임한다고 한다.

순간적인 힘을 요구하는 역도선수나 투포환 선수들도 이를 악물기 때문에 생길 수 있는 턱관절 장애를 예방하기 위하여 구강 내에 스프린트를 장착하기도 한다.

뿐만 아니라 턱관절을 바른 위치로 유도해 주면 평소 자신의 능력보다 10% 정도 체력이 향상된다는 사실이 밝혀지면서 최근에는 자신의 기록을 갱신하기 위하여 턱관절을 바른 위치로 유도해주는 스프린트나 스포츠가드를 구강 내에 장착하고 경기를 하는 운동선수들이 많이 늘고 있다고 한다.

올림픽에 4연속 출전하여 9개의 금메달을 획득한 '살아있는 전설'이라 불리는 미국의 육상선수 칼 루이스가 치아교정 치료를 받은 후에 기록이 향상 되었다는 것은 이미 널리 알려진 사실이다.

## 이를 악무는 습관

오늘도 어려운 역경 속에서 이를 악물며 살아가는 사람들이 많이 있다.

우리는 최선을 다한다는 뜻으로 '이를 악문다'는 표현을 쓴다.

'이를 악물고 공부를 했다' '이를 악물고 죽기 살기로 뛰었다' '이를 악물고 참아냈다'고 하는 표현은 자신이 가지고 있는 능력의 한계를 뛰어넘어 노력을 했다는 뜻이다. 그런데 왜 하필이면 이를 악물어야만 그러한 능력이 나오는 것일까 궁금하지 않을 수 없다.

우리 인간은 긴장상태에 있거나 결전을 다질 때 자신도 모르게 어금니를 힘주어 깨물게 된다. 무거운 물건을 순간적으로 들어 올릴 때에도 어금니를 깨물고 이를 악물지 않으면 들어 올릴 수가 없다. 팔씨름을 할 때에도 이를 악물지 않고 입을 벌리고 힘을 쓴다면 자기 능력의 70~80% 밖에 발휘할 수 없다.

그 이유는 턱관절이 바른 위치에 있게 되면 몸의 균형이 바로 잡히게 되어 자기 능력을 100% 발휘할 수 있기 때문이다. 그리고 팔씨름을 할 때에도 팔을 잡아당기는 쪽으로 머리를 기울이지 않고 반대방향으로 머리를 기울이면 팔에 힘이 주어지지 않는다. 이것으로 머리

**이를 악물었을때의 턱관절**

관절원판  인대

관절원판이 눌러서 찌그러지거나
늘어나서 손상을 받는다.

의 무게중심에 따라 신체의 균형이 좌우되며 머리의 무게 중심은 턱관절의 위치에 따라 변화된다는 사실을 알 수 있다.

일시적으로 '이를 악무는 것'만으로 턱관절에 큰 손상을 주지는 않겠지만 오랫동안 이를 악문 상태로 있게 되면 턱관절내의 하악과두 관절머리가 관절원판 Disc을 계속적으로 압박하여 늘어나게 되고 손상을 주게 되어 턱관절 장애의 원인이 된다.

## 턱괴는 습관

우리가 무엇인가 골똘히 생각할 때면 나도 모르게 턱을 괴고 있는 자신을 발견하게 된다. 손으로 무거운 머리 4.5~6kg를 받쳐줌으로써 목의 피로를 덜어주기 때문에 턱을 괴고 있으면 자신도 모르게 긴장이 풀리고

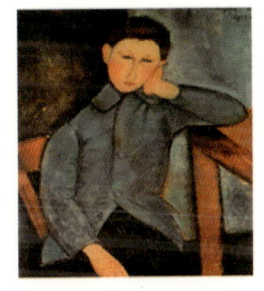

편안한 상태가 되어 무념무상의 경지로 쉽게 빠져들 수 있기 때문이 아닌가 생각된다. 사람뿐 아니라 개나 고양이 같이 네발을 가진 척추동물들도 턱 괴기를 즐기는 모습을 종종 볼 수 있다.

예전부터 아이들이 턱을 괴고 있으면 어른들이 '턱을 괴면 얼굴이 비뚤어진다!'고 야단을 쳤다. 턱을 한 두번 괸다고 얼굴이 비뚤어지는 것은 아니지만 습관적으로 한쪽으로만 턱을 괴게 되면 턱관절축이 반대쪽으로 서서히 틀어지게 된다.

턱관절축이 틀어지면 턱끝이 한쪽으로 틀어지면서 얼굴이 비뚤어지게 되는 것은 당연하다.

이것은 마치 가방을 오른쪽 손으로만 오랫동안 들고 다니면 오른쪽 어깨가 쳐지게 되고 숄더백을 오른쪽 어깨로 메고 다니면 오른쪽 어깨가 올라가게 되며 손지갑을 오른쪽 뒷주머니에 넣고 오랫동안 앉아있으면 골반이 왼쪽으로 틀어지게 되는 이치와 같다.

인체의 모든 관절은 생각보다 단단하지 않다. 단단하지 않기 때문에 유연하고 탄력이 있는 것이다. 턱을 뒤로 밀게 되면 약 2~3mm 정도는 통증 없이 쉽게 밀려나게 되는데 그 이유는 턱관절강<sup>턱관절주머니</sup> 후방부위에 약간의 여유 공간이 있어서 큰 무리 없이 하악과두가 뒤로 이동하기 쉽기 때문이다. 얼굴이 한쪽으로 비뚤어지면 턱관질의 축이 틀어진 증거이며 턱관절장애가 생기게 된다.

### 편측저작

어금니가 빠지거나 아파서 씹기가 불편하면 반대쪽 치아만 사용하여 음식을 씹게 되는데 어느새 자신도 모르게 습관으로 굳어지게 된다. 한쪽으로 음식을 씹는 습관을 편측저작이라 하는데 이것은 안면 비대칭의 가장 큰 원인중의 하나이다.

그 이유는

*첫째,* 한쪽으로 씹게 되면 씹는 쪽의 치아는 많이 닳게 되는 반면 씹지 않는 쪽의 치아는 거의 닳지 않게 되어 좌우측 교합평면의 높낮이가 기울게 되어 입술이 비뚤어지게 된다.

*둘째,* 턱관절은 양측성 관절이므로 씹지 않는 쪽의 턱관절은 씹는 쪽으로 더 많이 빠져나오게 되는데 오랫동안 편측저작을 하게 되면

턱관절축이 아예 많이 씹는 쪽으로 틀어지게 되고 따라서 턱 끝의 중심도 많이 씹는 쪽으로 비뚤어지게 된다. 그 결과 간혹 사용하지 않는 쪽의 위아래 어금니가 서로 맞닿지 않게 되는 경우도 있다.

셋째, 편측저작으로 인해 한쪽 턱관절을 과도하게 사용하게 되면 하악 과두관절머리가 닳아져서 턱관절축이 사용하는 쪽으로 기울게 된다.

넷째, 많이 씹는 쪽의 근육저작근 특히 교근, 측두근이 발달하여 좌우측 얼굴 크기의 차이가 생긴다.

편측저작으로 인한 안면 비대칭은 턱관절이 틀어졌다는 것을 의미하므로 가급적 빠른 시일 내에 치료를 받는 것이 좋다.

그 밖에 편측저작으로 인해 발생하는 문제점은 사용하지 않은 쪽의 치아에는 자정작용이 되지 않아 치석이 많이 끼게 되어 정상에 비해 8.9배의 치주질환이 생기며 그로 인해 치아를 잃게 되는 결과를 초래한다.

## 스트레스

'아이구 열받아. 스트레스 쌓이네'

복잡한 사회를 살아가는 현대인들은 하루라도 스트레스를 받지 않고 지나가는 날이 없을 정도로 각종 스트레스에 시달리며 살아간다. 스트레스는 만병의 근원이라 한다.

스트레스가 대체 무엇이길래 턱관절도 아프게 하고 뒷목도 뻣뻣하게 하며 머리도 아프게 만드는가? 스트레스란 생체의 평형을 깨뜨릴 수 있는 모든 정신적, 신체적 자극을 말한다.

예전에는 스트레스가 단순히 정신적인 억압상태라고만 알고 있었다. 그러나 많은 학자들이 연구한 결과 스트레스를 받으면 스트레스 물질이라는 것이 우리 몸에서 분비되며 이 스트레스 물질이 계속 쌓이게 되면 여러 가지 질병이 생긴다는 것을 밝혀냈다.

스트레스를 받으면 맨 먼저 우리 몸의 부신피질이라는 곳에서 코티졸Cortisol이라는 호르몬을 만들어 내게 되는데 이 때문에 이를 '스트레스 호르몬'이라 부른다. 이때 코티졸 외에도 아드레날린Adrenaline, 노르아드레날린Noradrenaline이라는 신경전달 물질도 부신피질에서 함께 분비가 된다.

이들 물질들은 스트레스를 받거나 위험에 처해 있을 때 우리 몸을 보호하려고하는 반응으로써 힘과 에너지를 제공하기 위하여 만들어진다. 그러나 스트레스가 장기화 되어 이러한 물질들이 과다하게 분비될 때에는 불안, 초조와 같은 정서장애, 우울증, 불면증과 같은 정신적 장애와 면역력 저하, 만성피로, 식욕증가, 탈모와 같은 신체적 장애를 일으키게 된다.

특히 노르아드레날린은 독사의 맹독과 비교될 만큼 독성이 강하여 인체에 치명적인 영향을 준다. 그래서 이러한 스트레스 물질이 계속해서 쌓이게 되면 우리 몸속에서는 여러 가지 질병이 생기게 된다. 면역력을 떨어뜨려서 쉽게 암이나 그밖의 다른 질병에 잘 걸리게 되고 류마티스성 관절염, 루프스, 루게릭 등 불치의 자기면역 질환을 촉발할 수도 있으며 소화불량, 심장병, 고혈압, 당뇨병, 우울증 등 모든 질병의 원인이 될 수 있다. 뿐만 아니라 혈관을 수축시켜 통증을 유발시키고 근육을 뻣뻣하게 굳어버리게 하여 긴장성 두통이나 전신적인 근육통이 나타나게 하며 심할 경우에는 입이 잘 안벌어지거나 히스테리Hystery와 같은 전신 근육의 마비를 가져오게 한다.

한국 사람들에게 가장 많다고 하는 화병火病이 바로 스트레스가 쌓여서 생긴 병이다.

그렇다면 스트레스에 의해 생긴 병을 치료하는 방법은 없을까? 치료법은 의외로 간단할 수 있다. 왜냐하면 스트레스 물질을 몸 밖으

### 치아성 스트레스 원인 증후군이란?

턱관절 분야의 세계적인 권위자인 치과의사 폰더 박사는 "치아에 불편한 문제가 발생하면 그로 인해 생긴 스트레스가 각종 전신질환과 만성 통증을 유발한다."고 밝히면서 이를 치아성 스트레스 원인증후군DDS: Dental Distress Syndrome이라고 했다.

그리고 그는 턱관절 장애환자를 대상으로 모든 질병을 조사한 결과 대상자의 59%가 변비, 93%가 피부건조증. 여성의 99%와 남성의 47%가 두통, 97%가 목, 어깨의 통증, 58%가 만성감기 등의 증세를 가지고 있었으며 여성의 99%가 월경통, 87%가 만성피로증후군, 97%가 우울증을 가지고 있었다고 보고하였다. 이는 다른 일반 환자의 경우보다 월등하게 높은 수치로 턱관절 장애가 스트레스성 질환에 큰 영향을 미치고 있는 증거라 할 수 있다. 우리는 흔히 정신적인 스트레스만이 건강에 영향을 미친다고 알고 있었는데 그에 못지않게 육체적인 스트레스도 질병을 일으킬 수 있는 새로운 개념을 제시한 것이다.

로 내보내든지 혹은 스트레스 물질에 대항하는 물질을 우리몸 안에서 만들어내면 되니까…….

스트레스 물질을 몸 밖으로 내보내는 가장 좋은 방법은 땀흘려 운동을 한다든지 소리내어 울면서 눈물을 흘리는 방법이다. 같은 땀이라 할지라도 사우나에서 흘리는 땀속에는 스트레스 물질이 그리 많이 섞여있지 않다고 한다. 또 감정이 섞이지 않은 눈물 속에서도 스트레스 물질은 잘 발견되지 않는다고 한다. 조물주는 힘 안들이고 공짜로 얻어지는 것은 마뜩지 않은 모양이다.

스트레스 물질에 대항하는 물질을 만드는 방법은 남을 사랑하고 잘 웃는 것이다.

여러분들도 잘 알고 있는 엔돌핀이나 세로토닌이 바로 스트레스 물질에 대항하는 물질이다. 엔돌핀Endorphine은 '안'이라는 뜻의 엔도Endo와 '마약'이라는 뜻의 몰핀Morphine의 합성어로 우리 몸안에서 만들어지는 마약이라는 뜻이다.

엔돌핀은 우리 몸 밖에서 만들어지는 마약과는 달리 부작용이 전혀 없으며 습관성이나 내성도 없다. 그리고 가장 큰 장점은 돈이 한 푼도 안 든다는 것이다.

엔돌핀은 몰핀의 약 300배의 진통효과를 가지며 우리 몸의 면역력을 증가시키며 노화를 지연시키는 작용을 가지고 있으며 웃기만 해도 저절로 생기는 무한 리필의 생체 호르몬이다.

세로토닌은 일명 '행복물질'이라고도 불리는데 마음을 차분하게 가라앉혀 주고 스트레스를 해소시켜주는 역할을 한다.

스트레스 호르몬을 화내고 남을 미워할 때 생기는 악마의 호르몬이라 한다면 엔돌핀이나 세로토닌은 웃고 남을 사랑할 때 생기는 천사의 호르몬이라 할 수 있다.

조물주는 우리 몸속에 천사의 호르몬과 악마의 호르몬을 함께 주셨다. 무엇을 꺼내서 쓸 것인가는 오로지 내 몸의 주인인 나의 선택에 달려 있다.

PART
5

# 턱관절, 치아, 척추와의 삼각관계

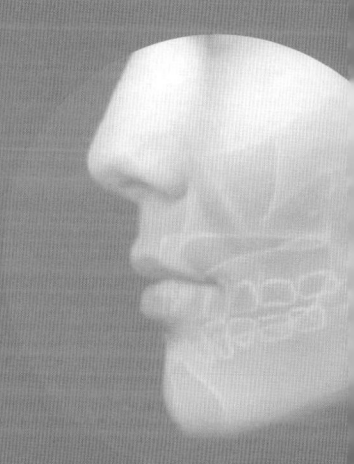

## 09 인체는 유기적이다

　인체는 유기적으로 구성되어있다. 유기적이라는 말은 각각 따로 되어있는 것이 아니라 서로 연관되어 있다는 뜻이다. 인체는 자동차처럼 부속품을 짜 맞추어 놓은 조립체가 아니라 모든 조직 하나하나가 동일한 체제 속에서 상호 보완하며 움직이는 유기체이다. 그렇기 때문에 인체의 한 부분이 고장이 나면 다른 부분도 서서히 망가지게 된다.

　치아가 하나 빠졌을 때 오랫동안 치아를 해넣지 않으면 옆에 있는 치아들이 밀려들어와서 기울어지게 된다. 그 결과 음식을 씹을때 마다 치아끼리 부딪혀서 턱관절에 충격을 주게 되고 턱관절은 그 충격을 피하기 위하여 무의식적으로 씹는 경로를 바꾸게 되어 서서히 턱이 한쪽으로 틀어지게 된다.

　턱이 어느 한쪽으로 틀어지게 되면 머리의 무게 중심이 틀어진 쪽으로 쏠리게 되는데 이때 목뼈는 몸의 균형을 유지하기 위하여 반대방향으로 이동하게 되어 목뼈가 한쪽으로 기울어지게 되고 결국은 도미노처럼 척추 전체에 영향을 미쳐 척추가 휘어질 뿐만 아니라 골반도 틀어지게 된다. 심한 경우에는 척추가 틀어지면서 척추 사이에 있는 연골원판Disc이 빠져나와 좌골 신경통이 생겨 발가락에 마비나 통증이 올수도 있다. 인체의 가장 꼭대기에 위치한 치아가 가장 밑바닥에 위치한 발가락에 영향을 줄 수도 있다는 이야기이다.

물론 역으로 발가락의 문제가 턱관절에 영향을 줄 수 있다는 가설도 성립될 수 있다. 마치 브라질에서 나비가 날개를 펄럭이면 미국본토에서 토네이도로 둔갑한다는 나비효과와 같다고나 할까….

비약적이라 할 수 있지만 충분히 가능한 일이다.

## 턱관절과 모딜리아니의 초상

기린은 '목이 길어서 슬픈 짐승'이다. 대부분의 동물들은 잠을 잘때 낮 동안 무거운 머리를 지탱하느라 지친 목을 쉬게 하기 위하여 머리를 바닥에 내려놓고 눕거나 업드려서 잠을 자게 된다.

그러니 유독 야생에서 살고 있는 기린은 맹수의 공격을 대비하기 위하여 긴 목때문에 눕지도 못하고 서 있는 상태에서 수시로 토막잠을 잔다고 한다. 그때 가장 문제가 되는 것이 머리인데 무거운 머리를 마땅히 의지할 방법이 없어서 긴목을 구부려서 자신의 허리위에 얹거나 나뭇가지 위에 올려놓고 잠을 잔다고 하니 목이 길어서 편한 점도 있겠지만 잠을 잘때는 거추장스러운 목일 수 있다는 생각이 든다.

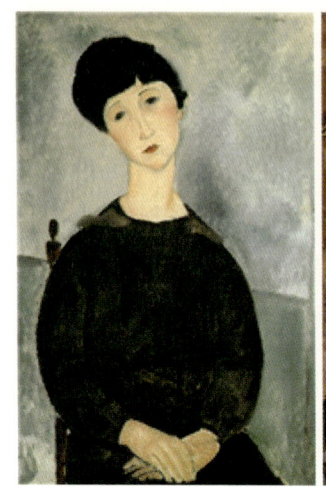 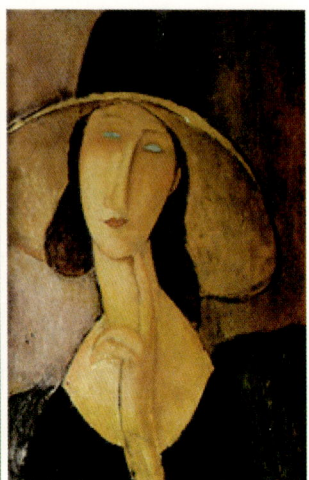

고등학교때 '5분전'이라는 별명을 가진 영어선생님이 계셨다. 그 선생님은 항상 머리를 왼쪽으로 빼딱하게 기울이고 다니셨다. 그 당시에는 '참으로 희안한 습관도 다 있구나' 하고 생각했었지만 아마도 '목뼈가 한쪽으로 틀어져서 그랬던 것이 아니었나' 하는 생각이 든다.

이처럼 간혹 머리가 오른쪽이나 왼쪽으로 기울어진 사람들을 볼 수 있는데 정작 본인들은 자신의 머리가 기울어져 있는 것을 잘 모르고 있거나 알고 있어도 대수롭지 않게 생각을 한다.

대개 머리가 오른쪽으로 기울어지면 목은 그 반대방향인 왼쪽으로 기울어지게 된다. 그 이유는 턱관절이 한쪽으로 틀어지게 되면 머리의 무게 중심도 그쪽으로 쏠리기 때문에 머리도 같이 기울게 된다. 이때 목뼈는 머리의 균형을 잡기 위하여 머리가 기운 방향의 반대 방향으로 기울어지게 된다. 그렇게 되면 마치 이탈리아 화가 모딜리아니의 초상처럼 머리와 목이 서로 반대방향으로 비스듬하게 기운 모습을 보이게 되는 것이다.

목이 한쪽으로 기울어지면 일자목과 같이 목 주위의 근육이 피로해져서 딱딱하게 굳어지고 근육내에 알이 배겨서 몽우리가 생기며 통증을 느끼게 된다. 목주위의 근육중에서도 특히 흉쇄유돌근에 통증이 심하게 나타나게 된다.

### 어지럼증의 원인, 흉쇄유돌근 SCM

흉쇄유돌근은 흉골, 쇄골, 유양돌기에 붙어있다고 해서 앞글자만 따서 흉쇄유돌근이라고도 하고 목을 비스듬히 가로질러 지나가는 근육이라고 해서 목빗근이라고도 한다.

흉골 가슴뼈의 위쪽과 쇄골 빗장뼈의 안쪽 끝에서 두갈래로 시작하여 귀의 뒤쪽에 있는 유양돌기 관자뼈의 꼭지돌기에 부착되는 앞목의 근육중 가장 큰 근육이다.

머리의 무게를 지탱하고 목을 돌리거나 구부리는데 중요한 역할을 한다. 목이 한쪽으로 기울거나 일자목이 되면 과부하가 걸려 근육이 딱딱하게 굳어져서 바로 옆을 지나가는 경동맥의 흐름을 압박하는데 경동맥은 머리로 올라가는 동맥이기 때문에 혈류에 방해를 받으면 두통과 어지러움증이 생기게 되며 치매나 건망증을 유발시킬수 있다.

특히 목을 지탱하는 근육중에서 가장 큰 근육인 흉쇄유돌근이나 승

흉쇄유돌근

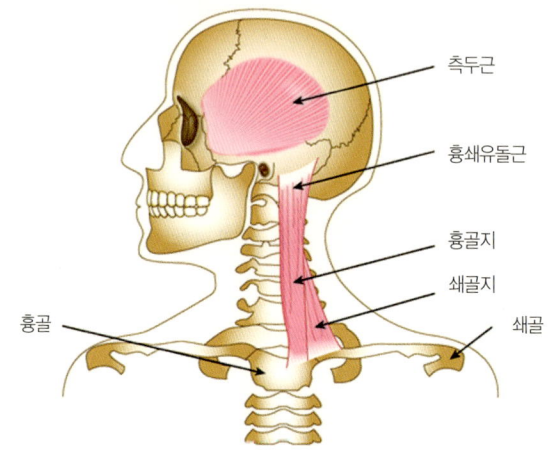

모근이 긴장하게 되면 어지러움증이 생기게 된다. 멀미를 할때 귀옆에 동그란 파스를 붙이는 이유가 바로 이것 때문이다.

흉쇄유돌근이 딱딱하게 굳으면 목을 돌리기가 불편해 지고 살짝만 잡거나 눌러도 통증을 느끼며 심한 경우에는 통증이 머리나 얼굴로까지 나타나며 이마에 땀이 나거나 눈이 충혈되기도 한다. 간혹 외

### 흉쇄유돌근을 풀어주는 스트레칭

1. 똑바로 앉아서 어깨를 편안히 늘어뜨린다.
2. 어깨의 끝점을 바라보도록 목을 돌린 다음 서서히 고개를 뒤로 제낀다. 이자세를 약 30초간 유지한다. 이때 목을 돌리는 방향의 반대편 목부위에 통증이 있는 부위를 엄지손가락으로 지긋이 눌러주면 더욱 효과가 좋다.
3. 2~3회 반복한 후 반대방향도 같은 방법으로 실시한다. 만약 이때 팔이나 손가락 끝부분에 저린 느낌이 오면 목 디스크를 의심해 보아야 한다.

경정맥을 압박하여 얼굴이 붓는 증상이 생기기도 한다.

## 뒷목 통증의 원인, 승모근Trapezius

승모근은 후두골뒷머리뼈의 하부로부터 시작하여 양쪽 견갑골날개뼈 사이를 지나 등까지 내려오는 가장 큰 근육이다. 뒤에서 보면 마치 다이아몬드와 같은 형태를 띠며 '중의 모자'와 같은 모습을 보인다고 해서 승모근이라 부른다. 승모근은 뒷목을 지탱하는데 가장 중요한 근육으로 목, 어깨, 등의 움직임에 관여한다.

목은 상부, 어깨는 중부, 등은 하부의 세부분으로 나뉘어지며 부위에 따라 근육의 방향이 다르고 각기 다른 기능을 갖는다. 승모근은 너무나 큰 근육이기 때문에 여러 가지 증상이 나타난다.

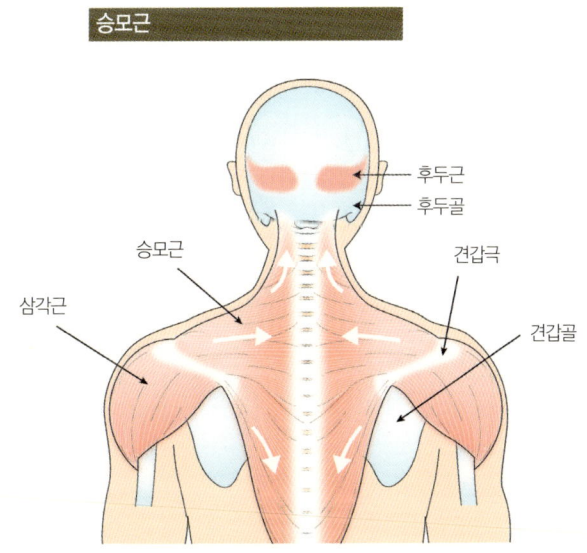

피로나 스트레스에 의해 통증이 유발되며 목이 뻣뻣해져서 목을 돌리기가 불편해지기도 하고 긴장성 두통이나 어지러움증의 원인이 된다.

우리가 긴장하거나 스트레스를 받으면 흔히 '뒷골이 땡긴다'는 표현을 쓰는데 그 이유는 승모근의 상부가 딱딱하게 굳어서 두통을 유발하기 때문이며 뇌로 올라가는 추골동맥의 혈관을 압박하여 고혈압의 원인이 되기도 한다.

사람들은 누구나 긴장을 하면 자신도 모르게 목이나 어깨를 자라처럼 움츠리게 되는데 이러한 상태가 오래 지속되면 근육이 딱딱하게 뭉쳐 잘 풀어지지 않게 되며 이로 인해 불면증이 오거나 만성피로를 느끼게 된다.

## 오복 중의 하나, 치아의 중요성 10

옛날에는 왕을 임금이라 불렀다. 삼국유사에 의하면 신라시대 때 치아의 수가 많은 사람은 지혜롭다고 하여 왕으로 추대하였다고 한다. 치아를 뜻하는 '이ᄉ'에다 왕을 뜻하는 '금'을 합쳐서 '이ᄉ금'이라 부르다가 나중에 임금으로 부르게 되었다고 한다.

치아의 숫자가 많아야 건강해서 일을 잘 할 수 있다고 생각해서 그랬던 것 같기도 하다.

또 알렉스 헤일리의 '뿌리'라는 소설에 보면 노예를 고를 때 치아를 먼저 검사한다. 노예의 치아가 부실하면 아무리 건강해 보여도 절대로 그 노예를 사지 않는다. 그 이유 역시 치아는 전신 건강을 가늠할 수 있는 척도가 되기 때문이다.

### 치아는 1차 소화기관

사람은 하루에 세끼를 먹고 산다. 그때마다 치아는 음식물을 잘게 부수어서 소화가 잘 될 수 있도록 도와준다. 만약 치아가 없어서 고기나 오징어와 같이 질기고 딱딱한 음식을 그냥 삼켜야 한다고 생각해 보자. 커다란 음식물 덩어리를 목구멍으로 넘기기 위해서는 엄청난 고통이 따를 것이며 설사 삼켰다하더라도 위가 감당을 할 수가 없어 당장 위장병이 생기게 될 것이다. 즐거워야 할 식사 시간이 고통의 시간으로 바뀌게 될 것은 말할 것도 없고.

### 사랑니가 안 나오는 이유

사람은 사랑니까지 합쳐서 모두 32개의 치아를 가지고 있다. 사랑니가 나지 않는 경우는 전체 인구의 약 30% 정도가 되며 사랑니는 퇴화되고 있는 과정의 치아라 한다.

옛날 원시인들의 두개골을 살펴보면 턱뼈가 아주 잘 발달되어 있어 사랑니가 모두 잘 나와있는 것을 볼 수 있다. 그러나 현대인들의 턱뼈는 점점 작아지고 있는 추세로 사랑니가 아예 없는 경우도 있고 사랑니가 있어도 나올수 있는 공간이 없어서 잇몸뼈속에 묻혀있는 경우가 대부분이다. 오히려 사랑니가 가지런히 나와있는 경우는 아주 드물게 볼 수 있다. 뿐만 아니라 현대인들은 턱뼈가 작아 치아가 가지런히 나올 수 있는 자리가 모자라서 덧니나 뼈드렁니가 많이 생기게 된다.

이러한 부정교합 때문에 턱관절 장애나 풍치(치주염), 충치 등의 질환이 발생하게 된다. 이렇게 턱뼈가 점점 작아지게 되는 원인은 무엇일까? 그 원인은 식생활 패턴의 변화에서 찾아볼 수 있다.

원시인들은 화식火食 보다는 생식生食을 즐겼으며 거칠고 단단하고 질긴 음식을 많이 먹었다. 그러나 현대인들은 부드럽고 연하고 씹지 않고 쉽게 넘길 수 있는 음식을 즐긴다.

음식을 씹는 행위는 아주 중요한 것으로 여러 가지 의미를 갖는다. 특히 성장기에 질기고 단단한 음식을 많이 먹게 되면 턱뼈에 적당한 자극을 주어 턱뼈가 잘 발육될 수 있도록 도와준다. 그러나 이 시기에 부드러운 스프나 우유에 콘후레이크를 타서 마시는 것으로 아침식사를 대신 한다든지 스넥이나 인스턴트 식품으로 공복을 채우는 행위는 턱뼈의 발육저하를 가져오며 심각한 영양 결핍으로 인해 골격 형성에 문제를 일으키며 특히 부실한 턱관절의 원인이 된다.

## 인간은 초식동물?

치아의 기능은 간단하게 세가지로 정리할 수 있다. 저작씹는 행위, 심미아름다움, 발음인데 그중 가장 중요한 기능은 당연히 저작 즉 음식을 씹는 기능이다.

'이가 없으면 잇몸으로'라는 속담이 있지만 이는 틀린 말이다. 잇몸이 절대 이를 대신할 수 없기 때문이다. 인간의 치아가 모두 32개라는 것은 무엇을 뜻하는가? 치아 32개 중 자를 수 있는 기능을 하는 치아는 앞니 8개, 찢을 수 있는 기능을 하는 치아는 송곳니 4개, 음식을 잘게 부수고 갈아내는 기능을 하는 치아는 작은 어금니와 큰 어금니 20개로 구성되어 있다.

이와 같이 치아들은 각각 자기의 기능을 따로 분담하고 있다.

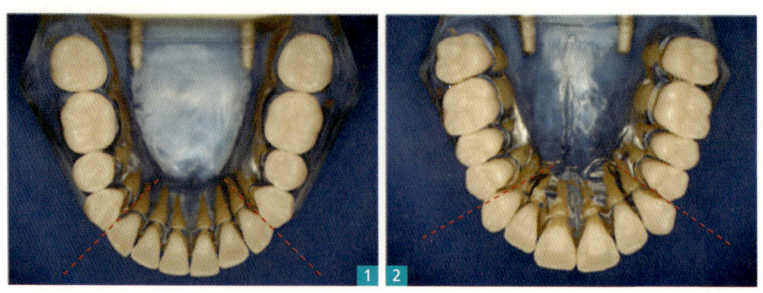

1. 아랫니  2. 윗니

인간은 잡식 동물이라 한다. 그러니 인간은 엄밀히 말하면 초식 동물에 가깝다. 그 이유는 치아의 숫자에서 알 수 있듯이 육식을 하는데 사용되는 치아의 숫자는 불과 송곳니 4개인데 반해 초식을 하는데 사용하는 치아의 숫자는 크고 작은 어금니 20개로 육식과 초식의 비율은 1:5이다.

만약 어금니가 다 빠져서 송곳니나 앞니로 음식을 씹게 되면 음식을 제대로 소화시킬 수가 없을 뿐더러 턱관절에 심각한 손상을 가져오게 된다. 뿐만 아니라 치아가 빠지게 되면 빠진 자리로 치아가 몰리게 되고 빠진 치아와 맞닿는 치아가 헛방아를 찧기 때문에 솟아오르게 되어 치열이 엉클어져서 부정 교합이 된다.

결과적으로 턱관절 장애의 원인이 된다.

## 치근막은 치매를 예방한다

치아의 뿌리는 치근막치근인대으로 둘러 싸여 있다. 치근막은 잇몸뼈 속에 치아를 붙잡아주는 역할을 하며 단단한 치아와 단단한 잇몸 뼈가 음식을 씹는 압력으로 인해 서로 부딪혀서 충격을 받지 않도록 쿠션역할을 하는 일종의 관절과 같은 기능을 한다. 뿐만 아니라 치근막 속에는 미세한 신경들이 무수히 분포돼 있어서 단단한 음식인지 연한 음식인지를 구분하여 뇌에 전달을 하며 그 명령에 의해 턱관절과 근육이 씹는 강도를 조절하게 된다. 치아가 없어지면 뇌는 치근막으로 부터 정보를 전달 받지 못하기 때문에 섬세한 저작기능에 문제가 생겨 저작할 때 사용되는 근육이나 턱관절에 손상을 줄 수 있다. 또한 치근막을 통해 전달되는 적당한 자극이 뇌의 인지 능력 기능에 긍정적인 영향을 주어 치매를 예방하게 된다.

## 인간도 자연의 일부이다

현대인들은 턱뼈의 크기가 작아서 부정교합이 많이 생기기 때문에 치아를 가지런히 배열하는 치열 교정 치료를 많이 받게 된다. 이때 간혹 공간이 부족하여 치아를 빼고 그 자리에 덧니나 뼈드렁니를 펴서 넣는 교정 치료를 하게 된다.

그러나 이러한 방법은 저작보다는 심미를 중시하는 치료로서 어떻게 보면 조물주가 주신 선물이라 할 수 있는 치아를 희생하여 인간이 임의대로 치아를 배열시키는 행위로 자연의 순리에 어긋나는 치료법일 수도 있다. 특히 턱관절의 관점에서 볼 때 별로 바람직하지 않는 교합 위아래 치아의 맞물림 관계를 만들어 줄 수가 있기 때문에 가급적 치아를 빼지 않고 악궁 치아가 배열되는 자리을 넓혀서 치열교정을 하는 것이 훨씬 자연친화적인 방법이라 하겠다.

인간도 자연의 일부이다. 편도선염이 있다고 편도선 절제수술을 하고 코골이를 한다고 목젖을 잘라내며 아무 이유없이 맹장을 도려내는 것은 절대 자연친화적이지 못할뿐더러 지금의 현대과학으로서 아직 밝혀내지 못한 기능을 인간이 아직 모르기 때문이 아닌지….

치아의 수가 많은 사람은 지혜롭다고 생각했던 조상들의 슬기를 되새길 필요가 있지 않을까하는 생각이 든다.

### 치아와 태생의 비밀

치아는 수정란이 세포 분화를 할때 신경계, 내분비계와 함께 똑같은 외배엽으로부터 만들어진다. 그리고 뇌의 정중앙에 위치하며 내분비계에서 가장 중추적인 역할을 하는 뇌하수체의 절반이 치아계통의 세포에서 만들어진다고 한다. 이처럼 치아는 태생학적으로 볼 때 뇌의 절반의 생성과 밀접한 관계를 가지고 있다고 볼 수 있다.

오늘날의 과학수준으로는 밝혀낼 수는 없지만 이러한 점들이 치아와 전신과의 관계를 추측할 수 있는 단서가 될 수 있다고 생각되며 언젠가는 규명될 날이 올 것이라 기대해 본다.

### 치아와 얼굴의 형태

인체는 신비하여 사용하면 사용할수록 발달되게 만들어져 있다. 사람의 얼굴도 마찬가지로 질기고 단단한 음식을 많이 먹게 되면 그에 따라 턱뼈가 발달되고 건강하게 되는 반면 어릴 때부터 인스턴트

식품처럼 물렁한 음식을 많이 섭취하면 턱뼈의 성장이 좋지 않아 악 궁<sub>치아가 놓일 수 있는 U자 형태의 뼈</sub>이 좁아져서 치아가 가지런히 놓일 수 없 게 되므로 비뚤어지게 치아가 나오게 되어 부정교합이 된다.

  부정교합이 되면 교합평면이 비뚤어지게 되고 그로 인해 턱관절에 이상을 초래하게 된다. 뿐만 아니라 성장에 필요한 적당한 자극을 받지 못하기 때문에 턱관절의 발육도 좋지 않게 된다. 치아는 저작, 심미, 발음의 3가지 기능을 가지고 있는데 그중에 저작 기능이 가장 크다고 말할 수 있다.

  일전에 한국 사람의 얼굴이 변해가고 있다는 내용의 TV프로그램을 본적이 있다. 불과 60년대만 해도 한국 사람들의 평균치 얼굴은 넓고 광대뼈가 발달하고 선이 분명했는데 최근의 평균치 얼굴은 얼굴 폭이 좁고 길며 턱선이 갸름하다고 한다. 그것은 식생활의 변화에 따른 것으로 씹는 습관이 바뀌었기 때문이다.

# 11 부실한 치아는 턱관절 장애의 원인

턱관절 장애의 원인이 치아라고 한다면 의아하게 생각하시는 분들이 많을 것이다. 턱관절과 치아는 위치적으로 볼 때 멀리 떨어져 있기 때문에 아무 관련이 없을 것이라고 생각하는 것은 어쩌면 당연하다 할 수 있다.

여러분들은 아마도 경첩이 망가진 가위로 가위질을 할 때 애를 먹은 경험이 있을 것이다.

치아는 가위 날에 해당이 되고 턱관절은 경첩에 해당이 된다고 생각하면 이해하기가 쉽다. 특히 미용실에서 사용하는 톱 가위라 생각하면 더욱 이해하기가 쉬워진다. 이가 잘 맞지 않는 톱 가위를 오래 사용하면 경첩이 빨리 닳아 망가지게 된다. 이와 마찬가지로 잘 맞지 않는 치아를 가지고 오랫동안 음식을 씹게 되면 턱관절에 이상이 오게 되는 것이다.

## 턱관절과 발가락

'치아 때문에 발가락이 아프다'고 하면 쉽게 수긍할 사람들이 거의 없으리라 생각된다.

인체 중 가장 꼭대기 부분에 해당하는 머리에 위치한 치아와 인체의 가장 밑바닥에 위치한 발가락이 대체 무슨 연관이 있단 말인가? 그러나 이제부터 그 연관 관계를 설명하면 납득이 갈 것이다.

치아가 불규칙하게 나와 있는 경우 치아의 교합면이 이루고 있는 가상평면인 교합평면이 한쪽으로 기울어지게 된다. 교합평면이 기울어지게 되면 좌우측 턱관절이 틀어지게 되어 머리의 무게 중심축이 바뀌게 된다. 머리의 무게 중심축이 바뀌면 경추가 서서히 틀어지면서 전체 척추가 틀어지게 된다.

척추가 틀어지면 척추 디스크(추간판 탈출증)가 오게 된다. 특히 요추 부위에 디스크가 오면 좌골신경통을 유발시킬 수 있다. 좌골 신경통의 증상은 허리에서부터 엉덩이와 다리의 후측면부를 따라 내려가는 통증과 함께 종아리가 땡기고 심한 경우에는 발이나 발가락에 통증과 감각마비가 올수 있다. 이것이 치아의 부정교합이 발가락에 통증을 유발하게 되는 이유이다.

엄지발가락은 발뒤꿈치와 함께 발바닥 전체에 체중을 고루 분산시키는 역할을 할 뿐 아니라 걸음을 걸을 때 땅을 걸어서 뒤로 밀어냄으로써 앞으로 나갈 수 있게 해주는 아주 중요한 역할을 한다.

사고로 인해 오른쪽 엄지발가락이 다치게 되면 걸을 때 체중이 발뒤꿈치에 실리게 되어 잘 걸을 수 없을 뿐 아니라 왼쪽 발에 훨씬 많은 체중이 실리게 되어 왼쪽 무릎관절, 왼쪽 고관절이 서서히 망가지게 된다.

　고관절은 골반을 받치고 있는 디딤돌 역할을 하는데 고관절이 받쳐주지 못하면 전체적인 균형이 무너져서 골반이 왼쪽으로 틀어지게 된다. 골반은 척추기둥이 놓이는 탑의 기단석과 같은 역할을 하는데 골반이 틀어지게 되면 요추, 흉추, 경추의 순으로 서서히 전체 척추가 틀어지게 된다. 그리고 경추위에 얹혀진 볼링공 무게의 머리도 중심을 잘 잡을 수가 없어지고 그에 따라 턱관절도 영향을 받을 수밖에 없게 된다. 이렇듯 우리 인체는 서로 직접, 간접으로 영향을 주고 받는 유기적인 관계를 가지고 있다.


### 턱관절과 관상

　'나이가 사십이 넘으면 자신의 얼굴에 대해 책임을 져라.' 라는 말이 있다. 이 말은 자신이 어떻게 살아왔는가에 대한 과거 역사 즉 이력서가 얼굴에 그대로 나타난다는 뜻이다.

　어떤 사람들은 관상학을 미신이라고 치부하는데 오랫동안 관상을 공부해온 필자의 관점으로 볼 때 매우 과학적인 면이 많이 있다고 생각된다.

　관상학에서는 얼굴을 세로로 삼등분하여 눈썹에서 이마까지는 초년운, 눈썹에서 코끝까지는 중년운, 코끝에서 턱끝까지는 말년운을 볼 수 있다고 하며 세부분의 균형이 맞아야 좋은 관상이라 한다.

　코끝에서 턱끝까지를 우리가 흔히 잘 알고 있는 하관이라 부른다.

## 교합 교정치료는 칼 안대는 성형수술이다.

치과나 성형외과에서 사용하고 있는 안모분석에서도 같은 방법으로 얼굴을 세로로 삼등분하여 평가를 한다.

결국은 균형이 맞는 얼굴이 좋은 관상이라는 뜻으로 해석할 수 있다.

일부 성형외과에서는 벌써부터 관상학을 도입하여 수술에 적용하고 있다.

치과에서도 얼굴에 칼을 대지 않고 단지 턱관절 치료나 치아교정만으로 어느 정도 관상을 바꾸어 줄 수 있다.

특히 관상학에서 중요하게 여기는 하관을 풍부하게 해줄 수 있을 뿐 아니라 약간의 주름 개선 효과도 있다.

하관이 선천적으로 짧은 경우도 있지만 후천적으로 짧아진 경우도 많이 있다.

하관이 선천적으로 짧은 경우는 무턱,하악 후퇴증이나 과개교합,윗니가 아랫니를 거의 덮어 아랫니가 거의 보이지 않는 교합상태의 경우인데 교정장치를 이용하여 아래턱을 앞으로 많이 나올 수 있게 할 뿐 아니라 교합을 높여 줌으로써 하관을 길어지게 하고 아래턱선을 뚜렷하게 만들어서 인상을 바꾸어 줄 수 있다.

하관이 후천적으로 짧아진 경우는 어금니가 빠졌거나 이갈이나 부정교합으로 인해 어금니가 많이 닳아지면서 얼굴의 길이 즉 안면 고경이 짧아진 경우이다.

다시 말하면 코끝에서 턱끝까지의 거리 즉 하관이 빈약해지면 그 결과 입주위 근육의 긴장도가 떨어져서 주름이 많이 생기게 된다.

선천적이든 후천적이든 하관이 짧은 경우에는 아래턱이 안으로 밀려들어 가서 턱관절이 후상방으로 올라가게 되어 턱관절 장애가 생기게 된다.

그럴경우 턱관절 교정장치를 이용하여 정상적인 턱관절의 위치를 찾아준 다음 교합을 높여 주면 턱관절 치료가 될 뿐 아니라 하관이 풍부하게 된다.

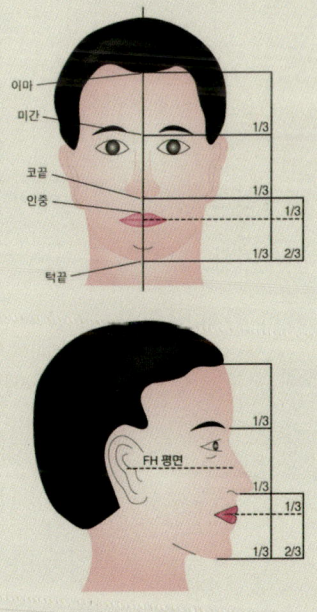

하관이 빈약하면 말년운이 좋지 않다고 하며 주름이 많이 잡히고 지저분하면 말년에 고독하다고 한다.

가령 예를 들면 노인이 되어서 치아가 빠졌는데 경제적으로 여유가 없을 경우 치아가 없이 그냥 지내는 것을 많이 보게 된다. 그렇게 되면 코끝에서 턱끝까지의 거리 즉 안면 고경이 점점 짧아져서 하관이 빈약하게 되고 주름이 많이 잡히게 된다. 본인이 경제적인 여유가 없다하더라도 자식들이라도 대신 치료비를 부담해 주면 좋으련만 그것도 여의치 않은 경우가 허다하다.

이런 것을 보면 관상학이 전혀 일리가 없는 것 같지는 않다.

## 턱관절과 주름

누구나 젊었을 때의 잘 생긴 사진을 한 장쯤은 간직하고 있을 것이다. 그런 사진을 보면서 '나에게도 이런 시절이 있었지' 하며 감상에 빠져들기도 한다.

나이를 먹게 되면 인체의 모든 부위가 노화되어 가는 것이 자연의 법칙이다. 노화의 증거는 우리 몸의 여러 곳에서 찾아볼 수 있는데 특히 쉽게 발견할 수 있는 것이 주름이다. 주름은 지구의 중력에 의해 근육이 밑으로 처지기 때문에 생기게 되는데 깊게 파인 주름은 그 사람의 나이를 가늠하는 척도가 되기도 한다. 많은 사람들이 얼굴의 주름, 목의 주름을 없애기 위하여 피부과나 성형외과를 찾고 있다.

얼굴의 주름 중에서도 가장 없애기 힘든 주름이 바로 입가의 주름이라 한다. 그러나 치과에서 간단한 치료로 입가의 주름을 없애거나 줄 일 수 있다면 쉽게 믿으려 하지 않을 것이다.

그 방법은 그리 어렵지 않다. 누구나 나이를 먹게 되면 치아가 닳아서 낮아지게 된다. 그 결과 얼굴이 짧아지게 되고 얼굴의 긴장도가 더욱 떨어져서 양쪽 입가에 주름이 깊이 패이게 되고 여기에 침이 고이게 되면 습진이 생기기도 한다.

또한 입 주위를 둘러싸고 있는 근육의 탄력이 떨어져서 조글조글한 잔주름이 입술 주위를 뺑 둘러싸게 된다. 그래서 여자분들이 립스틱을 바르면 주름의 골 사이로 스며들어가서 주름이 더욱 두드러져 보인다. 뿐만 아니라 얼굴의 길이 특히 코끝에서 턱 끝까지의 거리가 짧아져서 팔자주름은 더욱 선명하게 보이게 된다.

이때 치과에서 턱관절의 위치를 바르게 찾아주는 교합치료를 한 후 치아의 길이를 정상으로 높여주는 치료를 하게 되면 얼굴의 길이가 회복되어 훨씬 젊어 보일 뿐 아니라 근육의 긴장도가 다시 팽팽해지면서 양쪽 입술 끝에 생기는 주름이나 입술 주위에 생긴 잔주름이 시간이 흐를수록 서서히 희미해지게 되고 깊은 팔자주름도 훨씬 옅어지게 된다.

교합치료 후 수 개월이 지나도 없어지지 않는 잔주름은 레스틸렌과 같은 필러를 조금만 주입해도 주름이 개선될 수 있다.

## 사각턱

혼자 있을 때는 잘 못 느끼다가 얼굴이 갸름한 친구들과 같이 사진을 찍으면 남들보다 각져 보이고 커 보이는 얼굴 때문에 사진 찍기를 꺼리는 여성들을 많이 볼 수 있다.

　이갈이를 하는 사람들 중에는 사각턱을 가진 사람들이 특히 많은데 그 이유는 이갈이를 할 때 교근이라는 저작근을 지나치게 많이 사용하여 근육이 비정상적으로 비대해 졌기 때문이다. 이갈이가 심한 경우에는 교근의 과도한 사용으로 근육이 손상되어 자고 일어나면 얼굴에 통증을 느끼기도 한다.

　교근은 광대뼈의 앞쪽에서부터 시작하여 아래턱의 맨 뒤 사각형의 모서리 부분까지 연결되는 비스듬한 직사각형 모양의 근육으로 이를 악물게 되면 근육이 긴장하여 단단해지며 손으로 만지면 불룩하게 올라오는 것을 쉽게 느낄 수 있다.

　이갈이 뿐 아니라 껌이나 오징어처럼 질긴 음식을 많이 씹으면 교근이 발달하여 네모형 사각턱이 되기도 한다.

　요즘은 작고 갸름한 V라인 얼굴이 미인으로 각광받고 있는데 사각턱 얼굴은 인상이 강해 보이고 얼굴이 커보이기 때문에 덜 매력적인 것으로 인식되고 있다. 이갈이를 치료하면 사각턱은 저절로 줄어들게 되며 경우에 따라서는 보톡스를 교근내에 주사하여 근육을 위축시키는 방법을 사용하기도 한다.

　사각턱이 심한 경우에는 근육의 일부를 잘라내는 수술을 하거나 고주파와 중주파를 이용하여 근육을 축소시키는 방법을 사용하기도 하는데 수술 후 음식을 씹는 근력이 약해지는 부작용이 생길 수 있으므로 자신의 조건을 충분히 고려하여 시술을 받을 필요가 있다.

# 척추는 인체의 대들보 12

척추는 모두 26개의 뼈<sup>7개의 경추, 12개의 흉추, 5개의 요추, 천추와 미추</sup>로 구성되어 있으며 척추뼈의 가운데는 동그랗게 구멍이 뚫려 있어 마치 도너츠를 쌓아놓은 기둥과 같은 형상을 하고 있다.

척추는 인체의 대들보로서 머리를 지탱하고 인체의 무게를 유기적으로 분산하는 중요한 기능을 가지고 있다.

그에 못지않게 중요한 기능은 척주관<sup>척추뼈 내부에 형성된 기둥모양의 공간</sup>을 통해 척수를 보호하고 척수신경을 주관하는 것이다.

우리 인체는 신비롭게도 생명에 중요한 기관<sup>Vital organ</sup>은 모두 단단한 뼈로 둘러싸여 보호를 받고 있다. 인체에서 가장 중요하다고 할 수 있는 뇌는 투구 모양의 두개골속에 들어 있으며 심장, 폐, 간은 갑옷모양의 흉곽<sup>흉추, 흉골, 늑골, 늑연골로 구성</sup>안에서 보호를 받는다.

뇌의 연속된 일부분이라 할 수 있는 척수도 뇌와 함께 중추 신경계를 구성하는 중요한 신경이므로 단단한 척주로 둘러싸여 보호를 받

143

고 있다. 척추는 자율신경계를 보호하며 교감신경과 부교감신경을 통해 내부장기를 다스린다.

경추의 오른쪽은 뇌와 관련이 있으며 이상이 생기면 두통, 기억력 감퇴, 건망증, 언어장애 등이 나타날 수 있고 왼쪽은 얼굴과 관련이 있으며 이상이 생기면 눈의 이상, 코막힘, 이명, 어지러움증, 미각장애 등이 나타날 수 있다. 흉추로부터는 자율신경계가 갈라져 나와 대부분의 장기와 연결되어 있다.

흉추와 요추가 연결되는 지점에서는 다리로 가는 주신경이 갈라져 나가므로 이곳이 틀어지면 다리가 마비되는 증상이 온다. 천추와 미추는 골반의 뒷부분을 형성하며 골반내에 들어있는 장기의 기능을 담당한다.

집에 대들보가 중요하듯이 인간에게 있어서 척추는 골격계를 형성하는 근간이 된다. 건강한 사람의 척추는 옆에서 보았을 때 'S자'를 길게 늘린 형태로 되어있어 용수철처럼 탄력을 갖는다. 이는 척추에 가해지는 여러 가지 충격을 흡수하여 척추 내부에 있는 척수 즉 중추신경계에 충격이 직접 전달되지 않도록 하기 위한 형태이다. 만약 척추가 일직선이 되어 있다면 척추에 가해지는 충격으로 인해 중추신경계에 큰 손상을 받게 된다.

'S자'의 맨 윗부분에 해당되는 경추<sub>목뼈</sub>는 7개의 얇고 가느다란 뼈가 작은 'C자'를 그리며 시작되어 흉추<sub>가슴등뼈</sub>에서 요추<sub>허리등뼈</sub>까지는 '역 C자'를 길게 늘여 놓은 것과 같이 경사가 완만하게 내려오다 골반과 만나게 되며 천추엉치등뼈와 미추꼬리뼈로 다시 'C자' 모양을 그리며 골반 속에 묻히게 된다.

골반은 마치 'S자' 형태의 척추를 떠받치는 탑의 기단석에 해당한다고 할 수 있다.

건강한 척추를 가진 사람은 바로 누워 있을 때 머리는 바닥에 닿고 경추부위는 떠 있으며 다시 흉추부위는 바닥에 닿고 요추부위는 뜨게 되며 천추와 미추부위는 다시 바닥에 닿게 된다. 즉 다시 말하면 목과 허리부위는 'C자' 모양으로 바닥과 떠있어야 건강한 허리라 할 수 있다.

건강한 사람은 누워 있을 때 허리와 바닥 사이에 손바닥이 들어갈 정도로 공간이 떠 있지만 건강하지 못한 사람은 공간이 점점 줄어들고 죽은 사람은 아예 허리가 바닥에 붙어버리게 된다고 하는 말이 있다. 그만큼 척추가 우리 인체의 건강에 매우 중요하다는 것을 말한다.

또한 건강한 사람은 바로 섰을 때 머리의 중심에서 발바닥 중심까지 '1자'를 이루어야 하는데 딕관절장애가 있는 환자 특히 아래턱이 안으로 들어가 있는 경우에는 머리의 무게 중심축이 뒤로 빠지게 되

## 척추배열의 이상에 따른 영향과 증세

| 척추뼈 | 관련부위 | 이상에 따른 증세 |
|---|---|---|
| 제 1번 경추 | 뇌하수체전엽 | 두통, 건망증, 현기증, 불면증, 고혈압, 만성피로 |
| 제 2번 경추 | 눈, 코, 귀, 입등 | 눈병, 귓병, 비염 |
| 제 3번 경추 | 안면신경 | 신경통, 불안, 초조 |
| 제 4번 경추 | 코, 입 | 목 하부 및 어깨통증 |
| 제 5번 경추 | 성대, 인두 | 인두염, 후두염, 어깨동통 |
| 제 6번 경추 | 목근육, 어깨 | 목이 뻣뻣함, 후두 경련, 편도선염 |
| 제 7번 경추 | 어깨, 팔 | 감기, 갑상선, 어깨통증 |
| 제 1번 흉추 | 팔, 식도 | 천식, 기침 |
| 제 2번 흉추 | 폐, 기관지 | 기관지염, 폐렴, 감기 |
| 제 3번 흉추 | 심장 | 고혈압, 심장병, 호흡기 |
| 제 4번 흉추 | 위, 간 | 위경련, 담낭질환, 황달, 소화불량 |
| 제 5번 흉추 | 내분비계통 | 류마티스관절염, 호르몬, 여드름 |
| 제 6번 흉추 | 비장 | 속쓰림 |
| 제 7번 흉추 | 십이지장 | 당뇨, 십이지장궤양 |
| 제 8번 흉추 | 횡경막 | 저항력 저하 |
| 제 9번 흉추 | 소장, 대장 | 장질환, 가스가 찬 느낌 |
| 제 10번 흉추 | 대장 | 과민성 대장염 |
| 제 11번 흉추 | 신장, 췌장 | 신장염, 신우염, 당뇨 |
| 제 12번 흉추 | 신장, 방광 | 요통, 습진, 종기 |
| 제 1번 요추 | 대장 | 변비, 이질, 설사 |
| 제 2번 요추 | 맹장, 하복부 | 충수염, 정맥류 |
| 제 3번 요추 | 자궁, 방광 | 생리통, 야뇨증, 정력 |
| 제 4번 요추 | 전립선 | 요통, 배뇨곤란 |
| 제 5번 요추 | 발 하체 | 하체 혈액순환 |
| 천골 | 둔부 | |

므로 목이 앞으로 나와 '1자목'이 되면서 'S자' 형태의 척추가 사라지게 되며 전체적인 몸의 중심이 앞으로 쏠리게 된다.

## 건강한 척추를 갖기 위한 바른 자세

우리는 일상생활 중에 일을 하거나 공부를 하면서 고개와 허리를 앞으로 구부리는 자세를 많이 취하게 된다. 이러한 자세를 매일 반복하다보면 서서히 등이 굽고 어깨는 안으로 오그라들어 똑바로 있을 때 양팔이 재봉선보다 안쪽으로 들어오게 되며 허리는 뒤로 빠지게 된다.

맨 처음 태어났을 때 가지고 있던 건강한 'S자'형태의 척추가 서서히 '1자' 혹은 '역C자' 형태의 척추로 변해가게 되는 것이다. 이러한 자세가 되면 내장이 눌리게 되고 자율신경계에 이상이 생겨 병에 자주 걸리게 된다. 그러므로 우리는 어떠한 자세가 바른 자세인가를 알아야 하며 항상 바른 자세가 되도록 노력을 게을리 해서는 안 된다.

바른 자세를 만들기 위해서는 두 팔을 뒤로 돌려 깍지를 끼고 걷는 운동을 매일 10분씩 하게 되면 굽었던 등이 서서히 펴지게 된다.

### 바른 자세를 유지하는 방법

1. 머리의 중심과 발바닥의 중심이 일직선이 될 수 있도록 허리를 곧게 세운다.
2. 어깨가 귀보다 뒤로 갈 수 있도록 가슴을 펴며 고개를 상방 15도로 든다.

# 13 턱관절과 척추는 어떤 관계일까?

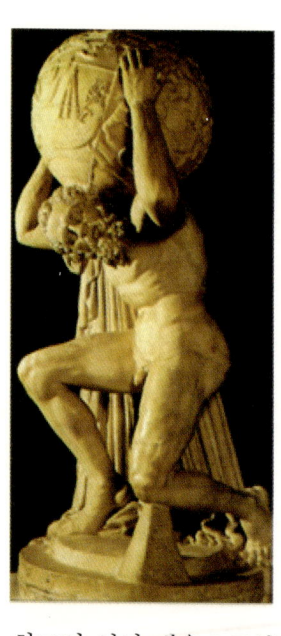

### 환추와 축추 Atlas and Axis

머리를 받치고 있는 경추목뼈는 모두 7개로 되어 있으며 그중에서 목 운동의 50%를 담당하고 있는 제1경추와 제2경추는 모양과 기능이 다른 나머지 경추와 달라서 비전형적 경추라 부른다.

머리 바로 밑에 있는 제1경추는 돌아가는 척추뼈라는 뜻으로 환추라 부르며 영어로는 아틀라스Atlas라 하는데 그리스 신화에서 천계를 어지럽힌 죄로 올림포스 최고의 신인 제우스로부터 평생 지구를 어깨에 짊어지는 형벌을 받는 거인신의 이름에서 유래되었다고 한다.

환추에는 두개골머리뼈을 안정되게 받칠 수 있도록 2개의 관절와관절

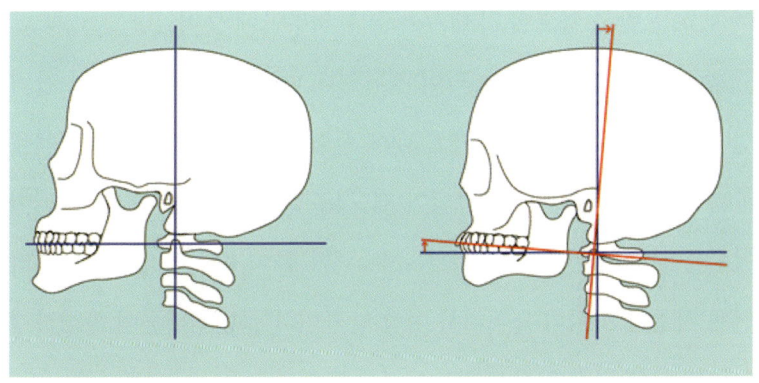

정상인의 경추의 모습은 XY축이 정상이며 XY축의 교차점에 제2경추의 치돌기가 위치한다.

교합고경이 낮아지면 X축이 올라가면서 Y축이 뒤로 기울어지기 때문에 제2경추내의 치돌기가 뒤로 기울어지게 된다.

받침가 있으며 아틀라스라는 이름처럼 평생 무거운 머리를 떠받치는 역할을 담당한다.

제2경추는 턱관절의 움직임과 목운동의 축이 된다고 하여 축추라 부르며 영어로는 축이라는 뜻으로 액시스Axis라 한다. 환추와 축추사이에는 연골 원판Disc이 없으며 축추의 치돌기는 환추의 치돌기와에 마치 호크 단추처럼 끼워져 있어 1개의 목뼈처럼 움직인다.

이 치돌기는 목운동의 회전축뿐 아니라 턱관절 운동의 중심축 역할을 하므로 턱관절의 위치가 변하게 되면 환추와 축추의 위치도 바뀌게 된다. 반대로 환추와 축추의 위치가 변하면 턱관절의 위치도 영향을 받는다.

인체의 중앙관제 센타라 할 수 있는 중추신경계를 구성하는 뇌와 척수는 뇌 척수막이라 하는 경막, 지주막, 연막의 3중막으로 둘러싸여 보호를 받고 있으며 각각 두개골과 척추안에 들어있다.

그 중 맨 바깥쪽에 있는 막이 경막인데 매우 두껍고 질기지만 탄력성이 없는 막으로 뇌를 두개골 내에 붙어있게 하며 뇌와 뇌척수액을 감싸고 있으며 척추로 연장되어 제1경추<sup>환추</sup>부터 천골까지 부착되어 척수를 보호하고 있다. 만약 환추<sup>제1경추</sup>가 틀어지게 되면 경추로부터 전체 척추가 서서히 틀어져서 이상 만곡이나 골반회전등이 발생하게 되는데 이때 경막도 함께 비틀어지게 된다.

그 결과 뇌간<sup>Brain Stem</sup>이 비틀어지고 긴장되어 뇌척수액의 순환장애와 뇌신경과 척수신경의 장애 및 임파선 순환장애등을 유발하여 각종 신경성 질환의 원인이 될 수 있다.

뇌는 2개의 동맥으로부터 혈액을 공급받고 있는데 그중 하나는 목의 앞쪽 두개강을 통해 들어온 내경동맥으로부터 약 80%, 목의 뒤쪽

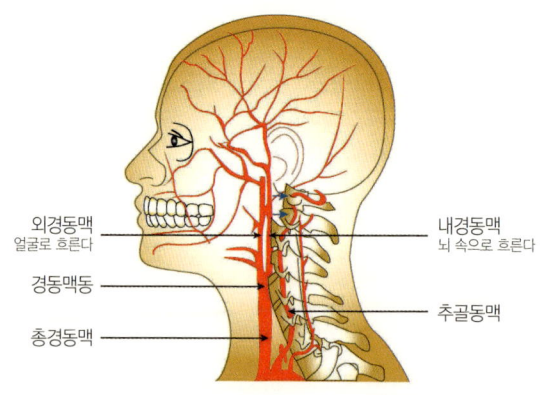

제1경추와 제2경추가 뒤로 밀렸을 경우
추골동맥의 혈관이 압박을 받게 된다.

환추를 거쳐 대후두공을 통해 들어온 추골동맥으로부터 약 20%가량의 혈액을 공급 받는다고 한다. 만약 환추와 축추가 틀어지게 되면 추골동맥의 혈관이 눌려 압박을 받아 뇌의 기능이 저하되고 혈압이 높아지게 된다.

뇌세포는 포도당과 과당을 에너지로 하기 때문에 혈액공급이 원활하지 않으면 뇌의 기능에 이상이 생겨 신경쇠약, 신경질, 두통, 불면증, 건망증 등의 증상이 나타날 수 있다. 뿐만 아니라 경추를 도와 머리를 받치고 있는 목주위의 근육들이 긴장하게 되어 딱딱하게 뭉치게 되면 뇌로 올라가는 혈관을 압박하면서 혈류를 방해하여 고혈압의 원인이 될 뿐 아니라 교감신경을 흥분시켜 다양한 신체적인 변화가 생길 수 있다.

## 턱관절과 척추

인체는 유기적으로 구성되어 있다. 그래서 한 곳이 어긋나면 연달아 다른 곳도 어긋나게 된다. 인체의 구조를 간단하게 도식화하여 표현한다면 마치 블럭 쌓기 위에 볼링공 하나를 얹어 놓은 것과 같은 형상이라 할 수 있다.

성인 머리의 무게는 약 4.5~6kg정도로 볼링공 무게와 비슷하다. 그리고 척추는 26개의 뼈가 블럭처럼 차곡차곡 쌓여 기둥을 이룬다. 맨 위에 있는 가느다란 목뼈경추는 모두 7개로 구성되어 있는데 볼링공만큼 무거운 머리를 받치고 있다. 그 중 제1경추와 제2경추는 아래턱이 움직일 때 운동의 중심축이 된다.

만약 외상이나 교합 장애로 인해 턱관절이 한쪽으로 틀어져서 아래턱의 위치가 바뀌게 되면 제1경추와 제2경추의 위치도 서서히 바뀌어 간다. 뿐만 아니라 아래턱의 위치가 바뀌면 머리의 무게 중심축이 바뀌기 때문에 전체적인 척추가 마치 도미노처럼 차례로 틀어지는 결과를 가져오게 된다.

턱관절은 양쪽 관절이 동시에 움직이는 양측성 관절이기 때문에 사소한 충격에 의해 한쪽으로 조금만 틀어지기만 해도 쉽게 손상을 받을 뿐 아니라 위치가 변하게 된다. 그러므로 심하게 따귀를 때리거나 주먹으로 턱을 가격하는 행위는 절대로 해서는 안된다. 그리고 격투기나 그밖에 턱을 다칠 수 있는 운동을 할 때에는 반드시 치과에서 제작한 마우스피스를 구강 내에 장착하는 것이 매우 중요하다.

평소에 대수롭지 않게 생각하던 사소한 행동들이 이렇듯 엄청난 결과를 가져온다는 것을 알고 항상 주의해야 한다.

## 14 턱관절 장애가 일자목을 만든다

예로부터 피부가 희고 부드러운 곡선을 이루고 있는 여인의 목을 '학의 목'이라 하여 미인의 구비조건으로 꼽았다. 젊어 보이기 위하여 아무리 치장을 해도 목을 보면 그 사람의 나이를 가늠할 수 있다고 한다. 제 아무리 아름다운 미인도 목이 늘어지거나 주름이 잡혀 있으면 절대 후한 점수를 줄 수 없게 된다. 그만큼 목은 우리에게 건강과 젊음을 측정할 수 있는 중요한 척도가 된다.

건강한 목은 옆에서 보았을 때 부드러운 'C자'형 곡선을 이루어야 한다. 그러나 턱관절 장애가 있는 환자들은 자라처럼 목을 앞으로 길게 빼고 있는 듯한 모습을 보이는 경우가 간혹 있다. 그래서 이를 '자라목' 혹은 '일자목'1자목이라 부른다.

일자목이 되는 가장 큰 원인은 부정교합이다. 부정교합 중에서도 무턱하악후퇴증이나 과개교합윗니가 아랫니를 많이 덮어 아랫니가 거의 보이지 않는 상대의 교합의 경우 아래턱이 과도하게 뒤로 밀려들어가 있는 것을 볼 수 있는데 이 때문에 머리의 무게 중심이 뒤쪽으로 쏠리게 되어 머리 무게를 감당하지 못하고 목이 뒤로 젖혀지게 된다. 이때 머리는 반사적으로 이를 보상하기 위하여 자신도 모르게 자꾸 목을 앞으로 빼게 된다. 이것이 굳어지게 되면 서서히 일자목으로 변해가는 것이다. 그 밖에도 일자목은 높은 베게를 사용한다든지 앞으로 많이 구부린 자세로 장시간 일을 하는 직업을 가진 사람들에게서도 많이 나타날 수 있다.

## 일자목과 목 디스크

정상적인 'C자'형태의 목은 부드러운 곡선을 이루고 있기 때문에 머리의 무게를 적절히 분산하여 외부로부터 가해지는 충격을 견딜 수 있는 반면 일자목이 되면 유연성이 떨어지게 되고 머리의 무게가 7개의 경추<sup>목뼈</sup> 하나하나에 부담을 주어 약간의 충격에도 척추 사이에 들어있는 관절원판<sup>Disc</sup>이 쉽게 밀려나게 되어 목디스크<sup>경추디스크</sup>가 올 수 있는 확률이 높아진다.

또한 일자목이 되면 머리의 무게를 받치고 있는 목주위의 근육에 엄청난 부하가 걸려 근육에 피로가 쌓이게 되고 근육이 딱딱하게 뭉쳐서 근육과 근막에 손상이 일어나게 된다. 그 결과 두통과 뒷목, 어깨의 통증으로 이어지게 된다.

일자목이 되면 경추 아래쪽의 등이 서서히 굽게 되면서 'S자' 형태의 건강한 척추가

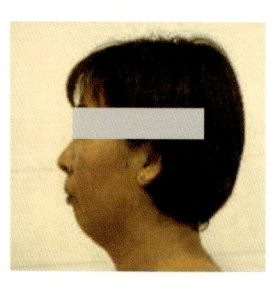

일자목 환자의 모습

사라지게 되어 허리 디스크나 척추측만증의 원인이 된다. 디스크<sup>Disc</sup>는 척추뼈와 척추뼈 사이에서 스프링처럼 충격을 흡수해 주고 뼈와 뼈끼리 마찰이 일어나는 것을 방지하는 역할을 하는 연골원판을 말하며 추간판이라고도 부른다. 그런데 나쁜 자세나 사고 등의 외부적인 자극으로 연골원판이 제자리에서 빠져나와 주위의 신경 등을 자극하여 통증을 일으키는 것을 소위 '디스크' 혹은 '추간판 탈출증'이라 한다.

목 디스크는 특별한 전조증상이 없기 때문에 증상을 전혀 느끼지 못하고 생활하다가 어느 날 갑자기 등이 아프거나 팔이 저리고 손가락 끝부분의 감각이 무뎌지거나 아픔을 느끼게 된다. 이러한 증상이 나타나게 되는 이유는 목뼈<sup>경추</sup> 사이에 있는 연골원판<sup>Disc</sup>이 빠져나와서 팔로 내려가는 신경을 누르기 때문이다.

앞에서 밝혔듯이 일자목은 외상에 의한 충격에 매우 취약하기 때문에 목 디스크가 오기 쉽다. 목 디스크를 알기위한 자가 진단방법

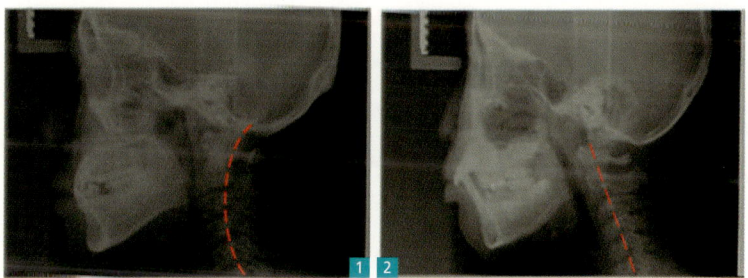

1. 정상인의 목의 형태('C자'형)
2. 일자목. 아래턱이 안으로 많이 들어간 무턱환자는 일자목이 되기쉽다.

은 매우 간단하다. 저린 쪽 어깨의 끝점을 바라보도록 목을 돌린 다음 그 상태에서 서서히 고개를 뒤로 제꼈을 때 저린 것이 심해지면 목 디스크일 가능성이 높다.

목 디스크가 심한 경우에는 목 밑으로 신경 마비를 일으킬 수 있기 때문에 목 디스크가 생기지 않도록 예방하는 것이 무엇보다 중요하다.

### 목디스크의 치료법

1. 턱관절의 위치를 바로 잡아 머리 무게 중심이 비뚤어지지 않도록 구강내에 스프린트나 교합교정 장치를 장착하여 일자목을 정상적인 'C자'목으로 만들어 준다.
2. 목 주변 근육이 뭉치지 않도록 맛사지나 지압으로 근육을 이완시켜 목뼈의 연골판이 자기 자리로 들어갈 수 있도록 도와준다. 근육이 뭉치거나 굳어져 있으면 아무리 목뼈를 바르게 맞추어 놓아도 다시 틀어진 상태로 되돌아가게 된다.
3. 원래의 'C자'형 목으로 될 수 있도록 목을 받쳐줄 수 있는 목 베게를 사용한다.
4. 목뼈를 눌리지 않게 늘려주는 목견인기를 사용한다.

### 간단하게 목 베게를 만드는 법

1. 큰 타올을 세로로 반으로 접는다.
2. 반으로 접은 타올을 김밥 말듯이 돌돌 말게 되면 베게 모양이 나온다.
3. 목 베게를 머리와 어깨 사이에 있는 목에만 받치고 잔다.
4. 너무 낮을 경우에는 다른 타올을 반으로 접어 머리에 받친다. 이때 베게가 너무 낮아 똑바로 누웠을 때 목이 뒤로 제껴지거나 옆으로 누웠을 때 목이 떨어져서 숨쉬기기 곤란하면 안된다.

PART
**6**

# 턱관절 장애의 치료

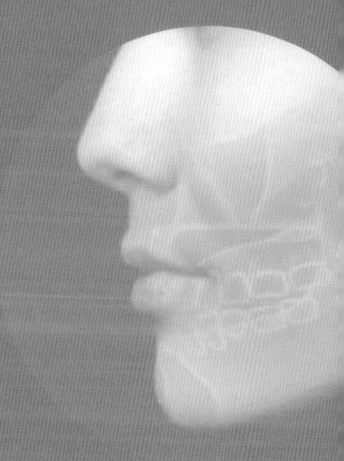

# 15 턱관절 장애의 수술요법

아마 수술을 좋아하는 사람은 아무도 없으리라 생각한다. 수술은 모든 치료의 마지막 단계로서 시행하게 되는데 턱관절 장애 때문에 수술까지 하게되는 경우는 아주 드물다.

턱관절내에 관절원판이 완전히 소실되어 하악과두(관절머리)가 관절면 내벽에 직접 부딪혀서 완전히 닳아 턱관절 운동이 정상적으로 이루어지지 않을 경우 인공관절을 만들어주거나 하악과두를 성형해주는 수술을 시행한다.

그 외에 직접 턱관절 내부를 열지 않고 턱관절 내부의 이상을 치료하는 보조적인 방법으로는 턱관절 세정술이나 턱관절 윤활제 주입술이 있다.

턱관절 세정술은 관절강내에 2개의 주사침을 꽂아 턱관절 내부의 하악과두가 마모되는 과정에서 떨어져 나온 뼈조각등의 찌꺼기를 씻어내는 수술인데 시술과정에서 턱의 위치를 인위적으로 이동시켜

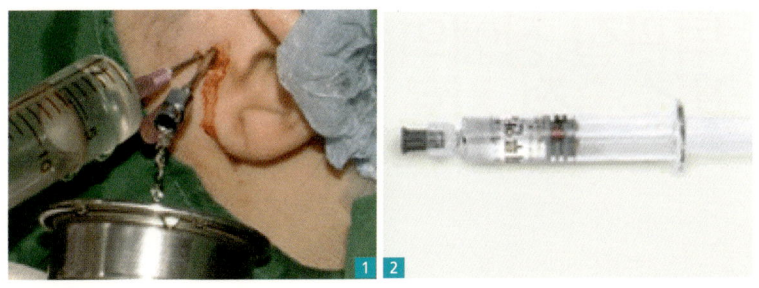

1. 턱관절 세정술  2. 턱관절 윤활제 (사진 : 정훈치과)

잘못된 관절원판의 위치를 정상적으로 회복시켜 줄 수도 있다.

턱관절 윤활제 주입술은 턱관절 세정술 후 닳아진 관절원판의 기능을 보조할 목적으로 하이알루론산을 주사로 주입하는 수술로 턱관절운동을 부드럽게 해준다.

# 16 턱관절 장애의 비수술적 치료

### 턱관절 장애는 어디에서 치료를 받아야 할까?

'병은 하나인데 치료법은 백가지'라는 말이 있다. 턱관절 장애도 예외일순 없을 것이다. 그러나 분명한 사실은 가장 좋은 치료법은 원인을 정확하게 파악하고 그 원인을 제거하는 것이다.

그렇다면 턱관절 장애의 원인은 무엇일까? 근본적인 원인은 두말할 것도 없이 부정교합이다. 물론 상해나 교통사고 등의 외상이나 잘못된 습관 등도 원인이 될 수 있다. 그러나 그것은 아주 극소수에 불과 하다.

부정교합이란 위아래 치아가 잘 맞지 않는 상태를 말한다. 부정교합이 턱관절 장애의 가장 큰 원인이라 하면 쉽게 납득이 안될 수도 있을 것이다. 턱관절과 치아는 위치적으로 볼 때 멀리 떨어져 있기 때문에 관련이 없을 것 같다고 생각하는 것은 어쩌면 당연하다 할 수 있다.

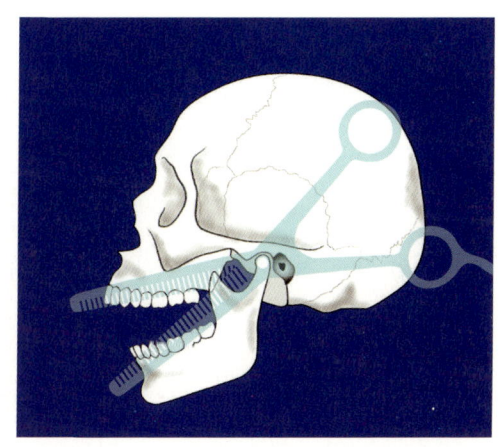

   그런 분들의 이해를 돕기 위하여 한가지 비유를 들겠다.

   앞에서도 설명했지만 여러분들은 아마도 경첩이 망가진 가위로 가위질을 할 때 잘 잘라지지 않아 애를 먹은 경험이 있을 것이다. 치아는 가위 날에 해당이 되고 턱관절은 경첩에 해당된다고 생각하면 이해하기가 쉬워진다.

   정월 대보름날 '부럼깨기'를 한다고 딱딱한 견과류를 힘주어서 깨물게 되면 바로 턱관질에 충격이 가는 것을 느껴보았을 것이다. 사람의 턱관절은 거대한 톱가위와 같은 구조로 되어 있다고 보면 된다.

   이가 잘 맞지 않는 톱가위를 오래 사용하다보면 가위에 붙어있는 경첩이 망가지게 된다. 바로 이것이 부정교합<sup>이가 잘 맞지 않는 톱가위</sup>이 턱관절<sup>경첩</sup>을 망가지게 하는 이유이다.

   그렇다면 망가진 경첩을 고치는 방법은 무엇일까? 그것은 당연히 톱가위의 이를 잘 맞도록 고치는 것이다. 이와 마찬가지로 망가진 턱관절을 고치기 위해서는 부정 교합을 치료해야 하며 부정교합을 치료하기 위해서는 치과에 가서 위 아래 치아의 교합을 정확히 맞추어 주는 교정 치료 즉 교합교정치료를 받는 것이다. 그럼에도 불구하고 톱가위의 이를 잘 맞추지 않고 경첩만 맞추는 치료를 하게 되면 경첩을 잘 고쳤다하더라도 이가 맞지 않는 톱가위를 다시 사용하게 되면 경첩이 다시 망가지게 되는 것과 마찬가지이다.

치료를 잘해서 턱관절을 잘 맞추었다 하더라도 잘 맞지 않는 치아를 가지고 음식을 씹게 되면 다시 턱관절이 망가지게 되는 것은 당연한 이치이다.

많은 턱관절 환자들이 한의원이나 정형외과를 먼저 찾는 것을 볼 수 있는데 물론 물리치료나 약물치료로 턱관절 장애로 나타나는 증상 즉 통증이나 입이 잘 안 벌어지는 증상을 완화시켜주고 또 어느 정도 턱관절을 맞춰줄 수는 있다. 그러나 근본적으로 치아의 교합을 맞추어서 정확한 턱관절의 위치를 바로 찾아주지 않으면 일시적으로 좋아지는 듯 하다가 자꾸 재발을 반복하게 되고 그때부터 이 병원 저 병원을 전전하는 소위 '병원쇼핑'이 시작된다.

턱관절은 어느 정도 망가져도 크게 자각증상을 느끼지 못하고 큰 불편을 느끼지 못하기 때문에 그때그때 증상만 완화시키는 치료만 받게 되면 결국은 턱관절이 완전히 망가져서 치료를 할 수 없는 지경에 이를 수도 있다. 참으로 안타까운 일이 아닐 수 없다.

앞에서 말했듯이 턱관절 장애는 치아가 원인이다. 더 구체적으로 말하면 위아래 치아가 맞물리는 상태 즉 교합이 잘 맞지 않을 때 턱관절에 이상이 오게 된다. 그렇기 때문에 턱관절 장애의 치료는 반드시 치과에서 받아야 한다. 특히 턱관절 장애를 전문으로 치료하는 치과의사에게 치료를 받는 것이 좋다. 그럼에도 불구하고 많은 사람들이 한의원이나 정형외과, 이비인후과, 심지어는 내과, 성형외과 등을 다니며 치료를 받고 있다.

거기에서 받는 치료는 턱관절에 나타나는 증상 즉 통증이나 입이 잘 안 벌어지는 증상 등에 대한 물리 치료, 약물 치료가 고작이다. 그것은 원인을 치료하지 않고 증상을 치료하는 소위 대증요법 치료이다. 그렇게 되면 일시적으로 좋아지는 듯 하다가 자꾸 재발을 반복하게 된다.

## 치료의 순서

| | | |
|---|---|---|
| 1) 병력청취 | 환자의 증상이나 통증부위, 발병시기 등을 기록한다. | |
| 2) 임상검사 | 구강내 검사를 하여 부정교합 유무를 확인하고 구강외 검사로는 안면비대칭여부, 개구장애 여부, 턱관절음의 유무, 입을 벌릴때 입이 한쪽으로 돌아가는지의 여부 등을 검사한다. | |
| 3) 방사선 검사 | 파노라마 X-ray사진, 두개부 측면사진, 턱관절 사진 등을 촬영하여 턱관절내의 이상 유무를 확인한다. | |
| 4) 인상채득 | 위아래 치아의 모형을 제작하여 교합관계를 확인한다. 조기 접촉으로 인한 치아 표면에 마모된 교합소면이나 교합평면의 경사도 등을 알 수 있다. | |
| 5) 교합장치장착 | 치아모형을 이용하여 스프린트와 같은 교합장치를 제작하여 구강내 장착한다. | |
| 6) 교합치료 | 교합상태가 불안성한 경우 보다 나은 교합관계를 형성해주기 위하여 사용하는 치료방법이다. | |

A) 교합 조정  고르지 않는 치열로 인해 음식을 씹을 때 치아끼리 부딪히는 것을 막기 위하여 먼저 부딪히는 치아 부위를 갈아내어 전체적으로 위아래 치아가 고르게 닿을 수 있도록 교합관계를 개선시켜 준다.

B) 치아 교정  고르지 않는 불규칙한 치열이나 기울어진 교합평면을 바로 잡아주고 위아래턱의 위치를 개선시켜 음식을 씹을 때 치아 끼리 부딪히는 것을 방지하고 턱관절에 충격이 가지 않도록 해준다.

C) 보철  치아의 파절, 우식, 결손 등으로 인해 매우 복잡한 치열을 가지고 있을 때 저작기능을 회복시켜 주기 위하여 치아를 해 넣어 교합을 바르게 해준다.

## 턱관절 장애, 꼭 수술이 필요한가?

평소에 입 벌리기가 조금 불편하다든지 딱딱한 음식을 씹을 때 턱관절이 약간씩 아파도 그냥 그러려니 하고 지내는 것이 보통이다. 그러나 어느 날 갑자기 입이 전혀 안 벌어진다든지 턱관절이 너무 아파 견딜 수 없다고 생각되면 문제가 자못 심각해진다. 치료를 받으려면 어디로 가야하나? 과연 치료는 되는 것일까? 수술을 해야 하는 것은 아닐까? 별의별 생각이 다 들게 된다.

턱관절 장애를 치료하는 방법은 수술하는 방법과 그렇지 않은 방법으로 나누어서 생각해 볼 수 있는데 턱관절 내부의 관절원판(Disk)이나 하악과두(관절머리)가 심하게 손상되어 턱관절의 기능이 정상적으로 이루어지지 않을 경우에는 수술이 불가피하다. 그러나 다행스럽게도 대부분의 경우에는 수술이 필요치 않다는 것이다.

요즈음은 추나요법을 하는 한의원에서도 턱관절 장애를 치료하고 있는 것으로 알고 있다. 제 1경추, 제 2경추는 턱관절 운동의 중심축이 되기 때문에 추나요법으로 비뚤어진 제 1경추와 제 2경추를 바로 잡아 줌으로써 틀어진 턱관절을 바로 잡는다고 한다. 그리고 턱의 뭉친 근육을 풀어주어 통증과 기능장애를 완화시켜주고 틀어진 근육과 뼈를 맞춰 원상태로 회복시킨 다음 재발하지 않도록 행동과 자세를 수정하는 방법으로 치료를 한다고 한다.

잘못된 자세나 외상으로 인해 생긴 턱관절 장애를 치료 해주는데는 도움이 될 수 있으리라 생각한다. 그러나 턱관절의 위치가 바로 잡혔다하더라도 부정교합이 있다면 문제가 다르다. 턱관절 장애를 가진 환자는 대부분 부정교합을 원인으로 가지고 있는데 이런 환자들은 아무리 턱관절을 바르게 잡았다하더라도 음식을 씹게되면 다

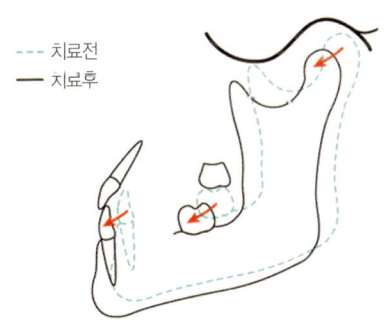

턱관절 장애의 치료개념

후상방에 위치한 하악과두의 위치를
정상적인 위치(글렌의 4//위치)로 유도해 준다

시 틀어지게 마련이다. 부정교합으로 인해 발생된 턱관절 장애는 반드시 교합교정을 통해 교합을 정상으로 만들어 주지 않으면 자꾸 재발을 반복할 수밖에 없다.

### 턱관절 장애, 치료하려면 교합교정을 해야 한다

고르지 않은 치열로 음식을 씹게 되면 턱관절에 지속적인 충격이 누적되어 턱관절 장애를 일으키게 되는데 손상된 턱관절을 근본적으로 치료하기 위해서는 치열을 바르게 해주는 치아 교정치료가 필수적이다.

치아 교정치료에는 크게 두가지로 나눌 수 있는데 치아배열을 예쁘게 해줄 목적으로 시행하는 심미교정이 있고 턱관절 치료를 목적으로 하는 교합교정이 있다.

심미교정은 뻐드렁니나 덧니를 치료하기 위하여 주로 제 1소구치 4개를 발치하여 공간을 확보한 다음 발치된 공간에 겹친 치아를 펴 넣는 것으로 전후좌우의 치아 배열을 고르게 해주는 2차원적인 교정방법이다.

이에 비해 교합교정은 뻐드렁니나 덧니를 치료하기 위하여 꼈다 뺐다 할 수 있는 가철성 교정장치를 구강내에 장착하여 악궁을 넓힌다든지 어금니를 뒤로 밀어내어 공간을 확보하여 겹친 치아를 펴 넣는 방법을 사용하거나 위아래턱의 관계를 개선시켜주는 방법으로 교합과 교합평면을 중시하여 치열을 배열시키는 3차원적인 교정방법이다.

씹는 기능보다 미적인 기능을 중시하여 발치를 하고 교정을 하는 것을 심미교정이라고 한다면 발치를 하지 않고 교합을 중시하는 교정을 교합교정이라 할 수 있다.

교정치료란 단순히 치아를 가지런히 나열시키는 치료를 의미하는 것이 아니다. 치아는 씹는 기능, 미적인 기능, 발음 기능의 세 가지 중요한 기능을 가지고 있다. 그 중에서도 가장 중요한 기능은 누가 뭐래도 씹는 기능이다. 그러나 미적인 기능을 우선하여 치아를 빼고 교

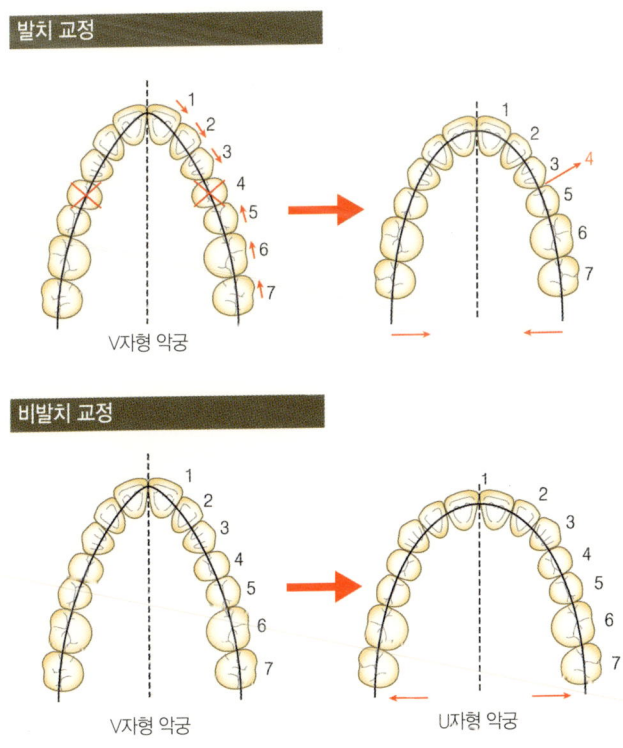

정을 하게 되면 치아를 잃을 뿐 아니라 교합을 정확히 맞출 수가 없어서 자연히 씹는 기능이 떨어진다. 또한 교합이 정확히 맞지 않기 때문에 턱관절 장애를 초래할 수도 있다.

그러므로 교정치료는 반드시 이상적인 기능교합을 고려하여 치아의 중요한 세 가지 기능을 정상적으로 회복시켜 줌으로써 환자가 건강한 삶을 영위할 수 있도록 하는데 목적을 두어야 한다.

교합이란 입을 다물었을 때 정지 상태에서 위아래 치아가 맞물리는 관계를 뜻하는데 반해 기능교합은 음식을 씹을 때와 같이 동적인 상태 즉 치아, 근육, 턱관절 등의 저작계가 정상적인 기능을 하는 상태에서 위아래 치아의 맞물리는 관계를 말한다.

## 심미교정 발치교정과 교합교정 비발치 교정의 비교

| | 발치 교정 | 비발치 교정 |
|---|---|---|
| 치아 발치 | 제1소구치 4개를 발치한다. | 발치를 하지 않는다. |
| 치아 이동거리 | 치아 이동거리가 많아 치료 중 통증이 심하고 치아에 손상이 가해져 치근흡수 약1~5mm가 많이 생긴다. | 치아 이동거리가 많지 않아 통증이 없고 치아에 손상이 없으므로 치근흡수가 거의 없다. |
| 교정치료후 치아공간 | 발치를 한 공간을 완전히 없애기 힘들다. 그러므로 인접치를 크라운으로 씌우거나 레진으로 메꾸어서 공간을 해결해야 한다. | 발치를 하지 않으므로 치아사이에 공간이 생기지 않는다. |
| 치료기간 | 교정치료기간이 많이 걸린다. 약 2~3년 이상 | 교정치료기간이 짧다. 약 1~2년 |
| 교합 | 정확한 교합을 맞추기 힘들며 그로인해 턱관절 장애를 초래할 수 있다. | 정확한 교합을 맞추기가 용이하다. |
| 안모 | 발치한 공간을 메꾸기 위하여 상하악 전치부를 후방으로 밀어 넣어 옥니가 될 수 있으며 얼굴 모습이 합쭉하게 될 수 있다. | 정상적인 안모를 만들어 줄 수 있다. |
| 코골이 | 상하악 전치를 후방으로 밀어 넣기 때문에 혀가 놓일수 있는 공간이 적어져 코골이를 유발할 수 있다. | 하악이 후방으로 들어간 경우 이를 전방으로 유도하여 혀가 놓일 수 있는 공간을 확보하여 코골이를 치료할 수 있다. |
| 치아의 마모 | 교합이 정확하게 맞지 않기 때문에 치아 교합면의 마모를 초래한다. | 교합을 정확하게 맞출 수 있기 때문에 치아교합면의 마모가 없다. |
| 재발 | 교정이 끝난 후 악궁크기와 전체 치아크기의 차이 때문에 치아가 원래 자리로 돌아가거나 공간이 생길 수 있다. | 악궁을 넓혀 치아를 배열했기 때문에 교정이 끝난 후 치아가 돌아가는 경우가 드물다. |

## 이상적인 기능교합의 구비조건

**1** 미간, 코끝, 인중, 턱끝을 지나는 정중선과 위아래 중절치(가운데 대문니)의 정중선이 일치해야 한다.
단지 구강내에서 위아래 중절치의 정중선만을 맞추는 것은 턱관절의 올바른 위치를 고려하지 않는 것으로 잘못하면 턱관절 장애를 초래할 수 있다.

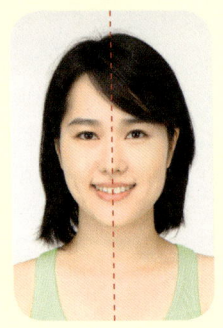

**2** 입을 다물었을 때 위 앞니가 아래 앞니를 약 2~3mm정도 덮어야 한다. 2~3mm보다 많이 덮혀있는 것을 과개교합이라 하는데 이것은 아래턱이 안쪽으로 많이 들어가 있는 것을 의미하며 그 결과 턱관절장애를 초래할 수 있다.

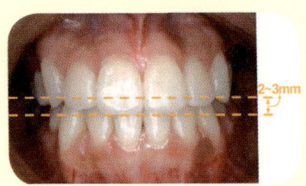

**3** 입을 다물었을 때 아래 앞니의 절단면(자르는 면)과 위 앞니의 설측면이 약 1~2mm 정도 떠있어야 한다. 턱관절 내벽의 경사도❋와 위앞니 안쪽면의 경사도❋가 같아야 턱관절 장애가 생기지 않는다.

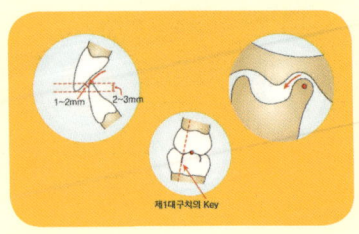

**4** 입을 다물었을 때 위 중절치의 장축과 아래 중절치의 장축이 130° 정도를 이루어야 한다. 만약 130°를 이루지 않을 경우에는 교합간섭<sub>음식을 씹을 때 치아끼리 부딪히는 현상</sub>으로 인해 턱관절에 충격을 줄 수 있다.

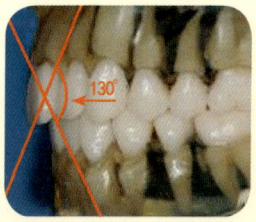
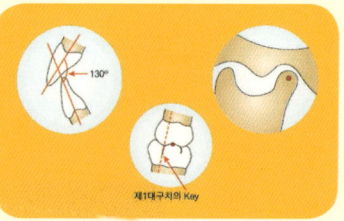

**5** 위 제1대구치<sub>첫 번째 큰 어금니</sub>의 근심교두<sub>정중선에 가까운 뾰족한 부분</sub>가 아래 제1대구치<sub>첫 번째 큰 어금니</sub>의 근심구<sub>정중선에 가까운 움푹파인 선</sub>에 일치해야 한다. 이것을 교합학에서 Key<sub>열쇠</sub>라 하는데 턱관절의 올바른 위치를 설정하는데 아주 중요한 역할을 하며 1:2교합의 근간이 된다.

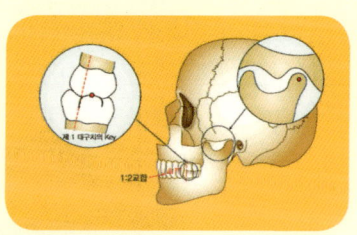

**6** 1:2교합을 이루어야 한다. 1:2 교합이란 톱니바퀴처럼 위아래 치아가 서로 반대쪽 치아를 맞물고 있는 형태를 말한다. 예를 들면 입을 다물었을 때 위 송곳니와 아래 송곳니가 서로 직접 만나게 되면 1:1교합이라 할 수 있으며 정상적인 교합에서는 위 송곳니가 아래 송곳니와 제1소구치 사이에 끼어들어가는 형태로 만나게 된다. 반대로 아래 제 1소구치는 위 송곳니와 제1소구치 사이에 끼어 들어 간다. 이렇게 1개 치아가 2개 치아와 맞물리게 되는 것을 1:2교합이라 한다.

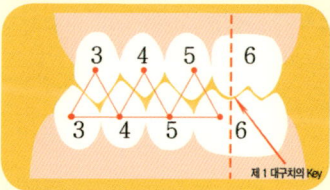
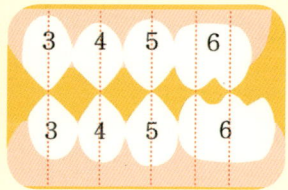

**1:2교합**
음식을 씹을 때 치아의 교두<sub>뾰족한 부분</sub>끼리 부딪히지 않아서 교합간섭이 일어나지 않는다.

**1:1교합**
음식을 씹을 때 치아의 교두<sub>뾰족한 부분</sub>끼리 부딪혀서 교합간섭이 일어난다. 1:2 교합이 이루어지지 않으면 교합간섭<sub>음식을 씹을 때 치아끼리 부딪히는 현상</sub>이 일어나서 턱관절 장애를 유발한다.

**7** 앞니와 어금니의 교합면(씹는면)이 이루고 있는 가상평면인 교합평면의 전후좌우가 모두 평형을 이루고 있어야 한다. 뿐만 아니라 안와평면(눈과 눈이 이루는 평면)과는 평행을 이루어야하며 얼굴의 정중선과는 수직을 이루어야 한다. 이것은 기능교합을 이루는 가장 중요한 조건이다.

일반적으로 말하는 교합은 단지 상하관계만을 의미하는데 반해 교합평면은 말 그대로 상하좌우 전후가 이루는 3차원적인 교합을 의미하므로 교정치료 중 가장 중요하게 고려해야할 사항이다.

만약 교합평면을 바르게 형성해주지 못하게 되면 턱관절의 위치가 한쪽으로 틀어지게 된다.

앞니 부위가 어금니 부위보다 높게 교합평면이 형성되면 과개교합(입을 다물었을 때 윗니가 아랫니를 많이 덮는 교합)이 되며 어금니의 오른쪽과 왼쪽의 교합평면의 높이가 차이가 나면 안면비대칭이 된다.

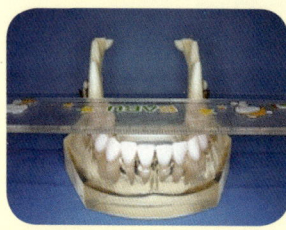
모형의 교합평면위에 자를 올려놓은 사진

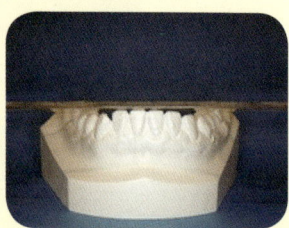
환자모형의 교합평면위에 자를 올려놓은 사진

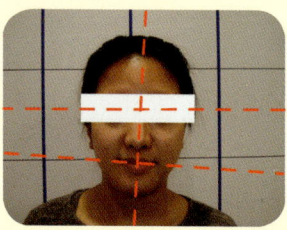
오른쪽으로 입술이 올라간 모습의 환자 사진

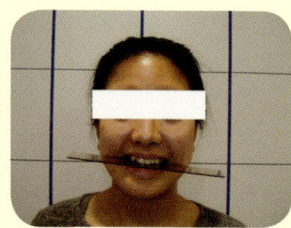
자를 물고 있는 모습의 환자 사진

이상 7가지의 구비조건을 고려하지 않고 교정을 하게되면 턱관절 장애를 유발할 수도 있으므로 세심한 주의가 필요하다. 아름다워지기 위하여 교정을 하는 것도 좋지만 교합을 무시하고 교정하는 것은 벼룩을 잡기위하여 초가삼간을 태우는 것과 다름없다.

# 17 턱관절 장애의 그 밖의 치료방법

### 행동조절요법

이갈이나 이를 꽉 무는 습관, 과도하게 턱을 움직이는 습관, 연필을 씹는 버릇, 손톱을 물어뜯는 버릇 등은 스트레스와 관련이 깊다. 이러한 습관으로 인한 근육의 과도한 움직임은 턱관절 주위에 통증을 유발한다. 바이오피드백Bio-feed Back같은 자가 인식 프로그램을 통해 습관을 고침으로 해서 증상을 호전시킬 수 있다.

### 물리치료

턱관절 주위의 근육, 인대, 건, 뼈 등이 손상을 받았을 경우 냉찜질이나 온찜질이 도움이 될 수 있으며 초음파나 맛사지, 전기자극요법 등도 근육을 이완시켜 통증을 완화시켜준다.

최근에는 레이저를 이용하여 근육을 이완시켜 주는 방법이 매우 효과가 높아 각광을 받고 있다.

### 약물치료

통증이 심한 경우에는 국소마취제를 근육내에 주사하기도 하는데 특히 근막발통부위<sub>근육을 둘러싸고 있는 막으로 부터 통증이 시작되는 부위</sub> 치료에 유용하다. 아스피린이나 이부프로펜과 같은 소염진통제는 근염 등에 효과적이며 통증을 완화시켜준다. 고도의 정신적인 스트레스가 있을 경우에 정온제는 마음을 안정시켜주어 증상을 완화시켜 줄 수 있다.

근육이완제는 긴장된 습관을 완화시켜주고 근육의 경련을 이완시켜 통증을 해소시켜줄 수 있다. 그 밖에 항우울제, 항편두통제 등도 사용되기도 한다. 이갈이가 심하여 턱관절이 손상되거나 교근의 이상 비대로 인해 생긴 사각턱에는 보톡스를 주사하여 근육의 긴장을 완화시켜주기도 한다.

턱관절 장애의 증상이 경미한 경우에는 적절한 약을 신중하게 선택하여 사용하면 일시적으로 증상을 완화시켜 줄 수 있다. 그러나 장기간 약을 복용하는 것은 약에 대한 의존도가 높아져 오히려 상태를 악화시킬 수 있기 때문에 바람직하지 않다.

더욱이 약물의 오·남용은 환자나 의사에게 도움이 되지 못하므로 증상을 약으로 해결할 것이 아니라 근본적으로 턱관절 장애를 치료하는 것이 현명한 선택이라 할 수 있다.


■ 국소 마취제

턱이 빠졌을 때 턱을 제자리에 넣기 위한 시술을 할때 통증을 줄여주고 근육의 긴장도를 감소시키기 위하여 근육내에 주사를 한다. 경우에 따라 턱관절이나 주위 근육에 아주 심한 통증이 있을 경우 일시적으로 통증을 가라앉히기 위해 근육내에 주사를 하기도 한다.

■ 진통제

경미한 통증에는 아스피린이나 페노프로펜, 이부프로펜과 같은 비 마약성 진통제를 사용하며 통증이 심한 경우에는 코데인 등의 마약성 진통제를 사용하기도 하는데 3주이상 투여하지 않는 것을 원칙으로 한다. 종양, 외상, 감염 등으로 통증이 아주 심한 경우에는 드물게 몰핀, 데메롤, 메사돈과 같은 강한 마약성 진통제를 사용하기도 한다.

■ 소염제

코티졸과 같은 부신피질 호르몬제(스테로이드성 소염제)는 턱관절에 염증이 있을때 생기는 심한 통증을 완화시키기 위해서 조심스럽게 사용된다. 비 스테로이드성 소염제는 턱관절이나 주위 근육에 급성 염증이 있을 경우에 사용된다. 브로멜레인, 파페인, 트립신, 키모트립신과 같은 분해성 효소 소염제는 염증과 부종이 함께 있을 경우 통증을 완화시키고 치유를 촉진시키기 위해 사용된다.

염증반응이란 치유되는 과정에서 나타나는 하나의 현상인데 소염제는 이 과정을 억제함으로써 치유를 지연시키는 효과를 가져올 수 있으므로 장기적인 사용은 피하는 것이 좋다.

■ 정온제

마음을 편안하게 해주는 약물로 정신적 스트레스로 인해 증상이 악화되는 것을 경감시킬 목적으로 사용된다.

■ 항우울제

정신적인 요인으로 인해 통증이 증가된다는 것은 이미 알려진바 있다. 불안을 감소시키고 우울증을 개선시켜 진통제의 효과를 상승시킨다.

■ 항편두통제

턱관절 장애가 있는 환자중에는 혈류장애로 인한 편두통을 동반하는 경우가 가끔 있는데 이러한 경우 통증을 유발하는 인자를 억제하기 위하여 사용된다.

■ 근육이완제

메토카바몰과 같은 근육이완제는 단단하게 뭉친 근육을 풀어줄 목적으로 사용되며 간혹 턱이 빠졌을 경우 턱을 제자리에 넣기 위해 시술할 때 근육의 긴장도를 감소시키기 위하여 사용되기도 한다. 근육이완제를 복용하면 몸이 나른해지므로 운전을 삼가해야한다. 장기 복용시에는 간에 손상을 줄 수 있으니 반드시 의사와 상의를 해야 한다.

■ 보톡스

보툴리움 독소를 교근의 근육내에 주사하여 근육을 마비시켜 운동을 제한함으로써 결과적으로 근육을 줄여주는 효과를 가져온다.

근막동통 증후근, 턱관절장애의 보조치료, 이갈이, 이 악물기와 같은 나쁜 구강 습관의 보조적 치료, 사각턱 치료에 사용된다.

## 침술, 지압요법

침은 면역에 도움이 되며 말초신경을 자극하여 통증을 완화시켜 준다. 지압은 혈六을 눌러 강직된 근육을 이완시켜 준다.

■ **침술요법**침이 약보다 효과가 빠르다?

침술의 기원은 석기시대부터 유래되었다고 하며 지금 사용되고 있는 것과 같은 철침은 기원전 400년 전국시대부터 시작되었다고 한다. 침의 효과는 면역 및 염증반응, 말초신경 자극, 심리적 효과 등으로 오늘날까지 많은 임상에 적용되어 계승 발전되어왔다.

턱관절 장애와 관련된 짐사리경혈를 간단히 소개 하겠다.

일반인들은 침을 놓는 것이 용이하지 않으므로 경혈부위를 지압하는 것만으로도 많은 효과를 얻을 수 있다. 지압은 말 그대로 손가락으로 압력을 가해 눌러주는 것을 말하며 약 10초간 지속해야 효과를 볼 수 있다.

침술의 효과는 매우 빨라서 즉시 증상이 완화되는 장점이 있다. 그러나 증상이 없어졌다고 해서 턱관절 장애가 완치된 것이 아니라 단지 근육의 긴장을 완화시킨 것뿐 이라는 것을 명심해야 한다.

## 얼굴 부위 혈자리

**1** 협거혈 | 아래턱의 맨끝 각진 부위 안쪽 1cm 떨어진 곳에 위치하며 입을 벌리면 들어가고 이를 힘주어 깨물면 솟아오르는 두꺼운 근육층 속에 누르면 오목하게 들어가는 부위로 턱관절이나 그 주위 근육의 통증에 효과가 있다.

**2** 하관혈 | 턱관절 바로 앞에 위치하며 광대뼈의 가장 오목하게 들어간 부위로 턱관절염과 이갈이에 효과가 있다.

**3** 두유혈 | 양쪽 옆 이마 바깥쪽의 머리카락이 난 경계보다 약 1.5mm 가량 뒤쪽에 위치하며 이를 힘주어 깨물 때 움직이는 근육의 맨 위쪽의 오목하게 들어간 부위로 편두통, 어지러움증, 불면증에 효과가 있다.

**4** 양백혈 | 눈썹 중앙에서 3cm 위쪽에 위치하는 부위로 앞머리가 아플 때, 눈이 침침하거나 눈거풀이 떨리는 증상에 효과가 있다.

**5** 승장혈 | 아랫입술의 중앙에서 약1cm 떨어진 곳에 위치하는 오목하게 들어간 부위로서 아관긴급(갑자기 입이 전혀 안 벌어지는 증상)에 효과가 있다.

**6** 관료혈 | 양쪽 눈 꼬리에서 수직으로 내려왔을 때 광대뼈가 튀어나오는 곳과 만나는 오목하게 들어가는 부위로서

## 얼굴 부위 혈자리

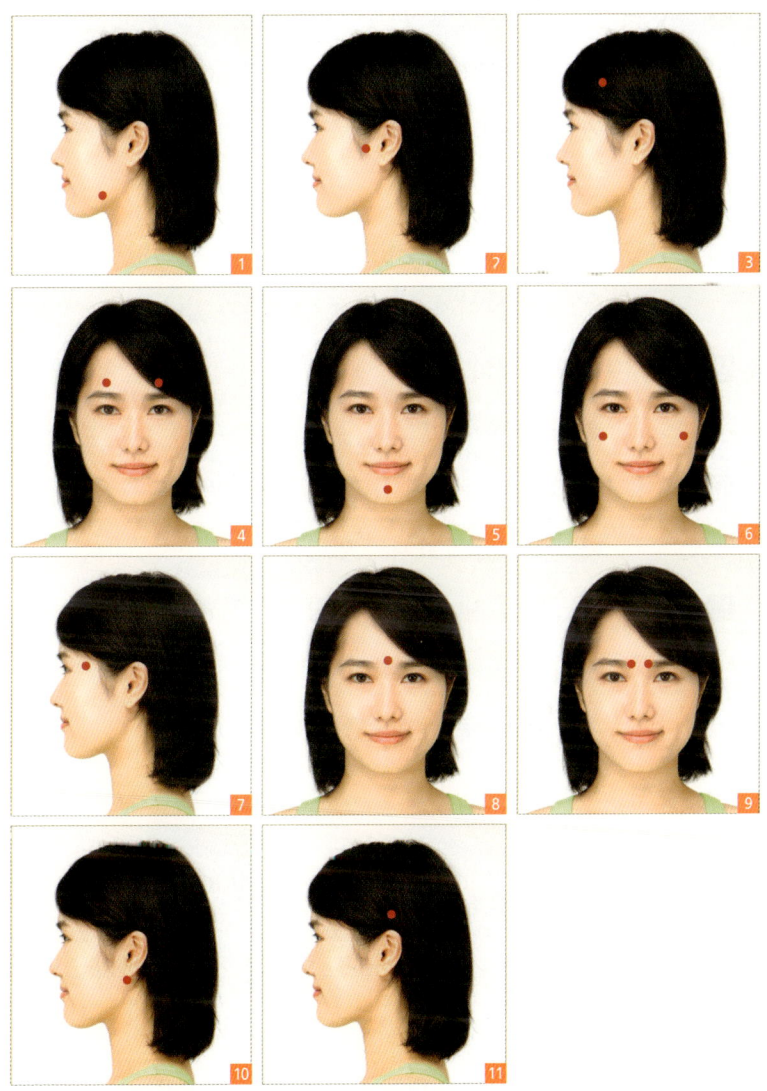

아관긴급, 안면경련에 효과가 있다.

**7** 태양혈 | 눈썹과 눈이 끝나는 지점의 중간 높이에서 귀쪽으로 따라가면 만나게 되는 오목하게 들어간 부위로 소위 관자놀이라 하는 곳으로 두통과 눈의 통증에 효과가 있다.

**8** 인당혈 | 양쪽 눈썹사이의 정중앙 부위로서 앞머리가 아플 때, 눈의 통증, 어지러움증 등에 효과가 있다.

**9** 찬죽혈 | 양쪽눈썹의 안쪽 끝에 위치하는 부위로 앞머리가 아플 때 효과가 있다.

**10** 예풍혈 | 귓불 바로 뒤쪽에 가장 움푹한 부위로 턱관절 통증이나 아관긴급에 효과가 있다.

**11** 솔곡혈 | 귓구멍을 지나는 수직선상에 위치하며 머리카락이 난 경계로부터 약 4cm 위쪽에 있는 부위로서 옆머리가 아플 때, 편두통, 불면증에 효과가 있다.

## 머리부위 혈자리

**1** 백회혈 | 머리의 정중선과 양쪽 귀 뒷부분을 연결한 교차점으로 누르면 조금 말랑하고 압통을 느끼는 부위로 신경성두통, 어지러움증, 불면증에 효과가 있다.

**2** 통천혈 | 백회혈의 좌우 바깥쪽으로 2cm, 앞으로 3cm 정도에 위치한 부위로 머리가 맑아지고 두통에 효과가 있다.

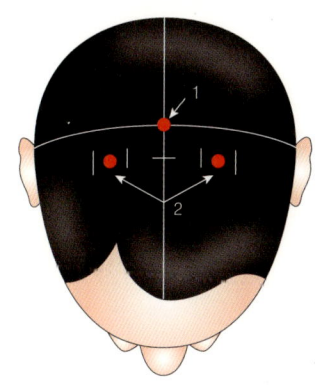

머리 부위 혈자리

## 뒷목부위 혈자리

**1** 풍부혈 | 뒷목 중앙의 머리뼈에 위치하며 머리카락이 나기 시작하는 부위에서 3cm 위에 위치한 오목한 부위로 뒷머리가 아프거나 뻣뻣할 때와 고혈압, 불면증, 중풍으로 인한 언어장애에 효과가 있다.

**2** 아문혈 | 뒷목 중앙의 머리뼈와 목이 만나는 곳에서 약 1cm 아래에 위치한 오목한 부위제1경추와 제2경추사이로 풍부혈보다 2cm 아래에 있다로 뒷머리가 아플 때와 고혈압, 중풍으로 인한 언어장애에 효과가 있다.

**3** 풍지혈 | 풍부혈 좌우 바깥쪽으로 약 1.5cm 떨어진 곳에 위치하며 머리카락이 나기 시작하는 부위로 두통, 편두통, 고혈압, 어지러움증, 불면증에 효과가 있다.

**4** 천주혈 | 아문혈 좌우 바깥쪽으로 약 1.5cm 떨어진 곳에 위치하

**뒷목 부위 혈자리**

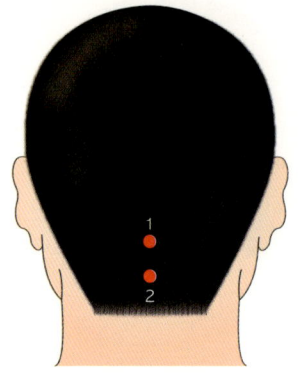 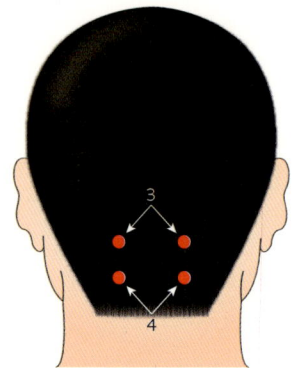

며 뒷목을 지탱하는 승모근 바로 바깥 경계부에 있는 오목한 부위로 두통, 편두통, 머리가 무거울때 효과가 있다.

■ 지압 요법

턱관절 장애를 가진 환자들이 가장 많이 호소하는 증상이 바로 만성두통이다. 그러나 정작 두통이 턱관절 장애와 관계가 있으리라고는 생각하지 못한다.

많은 사람들은 두통이 오면 머릿속에 무슨 이상이 있어서 생긴 것이라고 생각하는 경향이 있는데 두통은 머릿속의 이상 때문에 생기는 것이 아니라 목이나 안면 부위 근육의 긴장으로 인해 혈액순환이 잘 되지 않아서 생기는 것이 대부분이다.

목 주위의 근육들은 무거운 머리를 지탱하기 위해 항상 긴장상태로 있게 된다. 더욱이 턱관절의 위치가 틀어지게 되면 머리의 무게중심이 변하여 근육이 과도하게 뭉치게 되며 혈관을 압박하여 혈액순환을 방해하기 때문에 두통을 느끼게 되는 것이다.

두통이 있을때 진통제를 복용하는 것보다는 목이나 안면부의 근육을 풀어주는 맛사지나 지압이 훨씬 더 효과가 빠르고 좋은 방법이다. 그러므로 경혈점을 잘 모른다 할지라도 머리가 아픈 경우 측두근이나 승모근, 흉쇄유돌근 등 머리나 목 부위의 근육을 맛사지하거나 지압하면 쉽게 통증을 가라앉게 할 수 있다.

측두근 | 옆머리 부분에 부채살처럼 펼쳐진 근육으로 관자놀이 보다 약간 위쪽 부위에 손가락을 대고 이를 꽉 물게 되면 근육이 움직이는 것을 느낄 수 있다. 손가락으로 눌렀을 때 아픈 지점을 부드럽게 지압해주면 딱딱하게 굳었던 근육이 부드럽게 풀리면서 두통이 가라앉는 것을 느낄 수 있다.

승모근 | 목의 뒤쪽에 위치하는 근육으로 목에서부터 어깨를 지나 등까지 넓게 펼쳐진 가장 큰 근육이다. 긴장성 두통의 근원지라 할 수 있으며 이 근육이 뭉치면 목을 돌리기가 불편해진다. 어깨의 가장 높은 부위에 위치한 견정혈을 지압해 주면 딱딱하게 뭉친 근육이 풀리게 되고 뒷목이 땡기는 것이 없어시게 된다.

흉쇄유돌근 | 목의 앞쪽에 위치한 근육으로 흉골, 쇄골, 유양돌기

에 붙어있다고 해서 흉쇄유돌근이라 하며 목을 비스듬히 가로 질러가는 근육이라 해서 목빗근이라 부르기도 한다. 자동차 사고의 후유증으로 두통이나 현기증이 생긴 경우에는 흉쇄유돌근의 손상을 의심해 보아야한다. 그리고 안면신경마비나 3차신경통이 있거나 눈이 자주 충혈되거나 귀에 문제가 생기는 경우는 흉쇄유돌근의 긴장이 원인이 될 수 있다. 흉쇄유돌근이 많이 굳어져 있는 경우에는 지압을 할 때 통증을 많이 느끼기 때문에 지압보다는 근육을 부드럽게 마사지해주는 것이 더욱 효과적이다.

# 지압방법

**1**  **어깨의 경혈점 견정혈을 눌러준다.**

승모근의 상부섬유에 위치한 어깨의 가장 높은 부위에 견정혈이 위치한다. 오른쪽 어깨의 견정혈을 왼손 엄지손가락 혹은 검지와 중지로 지긋이 세게 누르고 약 10초간 유지 한다. 반대쪽도 같은 방법으로 한다. 만약 손가락이 들어가지 않을 정도로 단단한 경우에는 다른 사람의 도움을 받아야하는데 환자의 뒤로 놀아가서 오른쪽 견정혈을 오른쪽 팔꿈치로 지긋이 누르고 약 10초간 유지한다. 너무 세게 누를 경우에는 통증이 심할 수 있으므로 적당한 강도로 하는것이 좋다. 지압을 2~3회 반복한다.

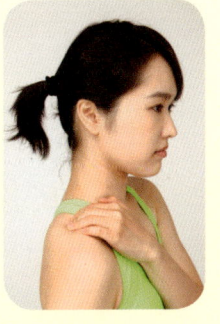

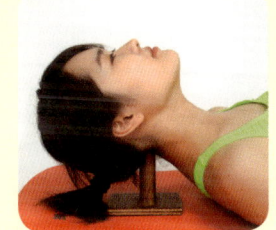

**2**  **목봉을 이용한 지압법**

똑바로 누워서 목봉을 풍부혈, 천주혈등의 경혈부위를 받친 후 약 1분가량 지나면 두통이나 뒷목의 통증이 사라진다. 그 밖에도 목뒤의 근육이 뭉친 부위를 받쳐주면 지압효과에 의해 근육이 부드럽게 이완되면서 통증이 서서히 없어진다.

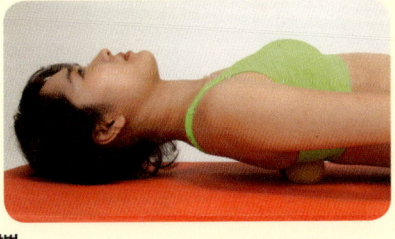

**3**  **테니스공을 이용한 지압법**

얇은 요를 깐 다음 베게를 베지 말고 똑바로 누워서 테니스공을 척추를 중심으로 양쪽 견갑골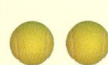(날개뼈) 사이의 척추뼈의 마디와 마디 사이에 놓고 약 1분 가량 지나면 뭉친 근육이 풀리면서 통증이 없어 진다. 이때 주의할 점은 정중앙의 척추뼈를 피해야 한다. 근육이 많이 뭉친 사람일수록 처음에는 통증을 많이 느끼므로 30초 이내로 하는 것이 좋다. 그러나 자꾸 반복하게 되면 서서히 근육이 풀려서 2~3분이 지나도 통증을 크게 느끼지 않는다. 어느정도 근육이 풀리면 밑으로 약 2~3cm 내려서 다음 척추뼈 마디와 마디 사이에 놓는다. 이런식으로 요추(허리등뼈)까지 내려가면 등 전체의 근육 이 부드럽게 풀리면서 통증이 없어진다.

PART
# 7

# 턱관절 장애의 예방

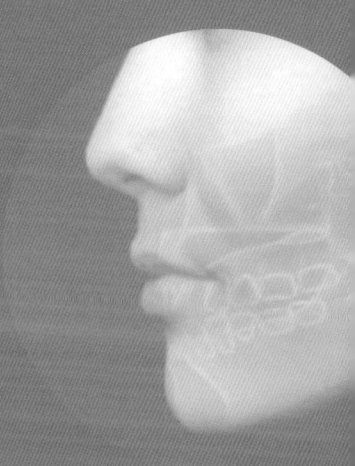

## 18 영양공급은 건강의 기본

　우리 인간은 외부로부터 섭취한 음식물을 소화·흡수하여 인체의 필요한 부위에 영양을 공급함으로써 생명을 유지해 나간다. 뿐만 아니라 적당한 영양공급은 건강한 상태를 유지하고 질병의 예방과 치료를 위하여 반드시 필요하다. 그러나 대부분의 사람들은 어떻게 해야 제대로 된 영양공급을 할 수 있는지에 대해 무관심하거나 잘 모르고 있으며 실제로 비타민이나 미네랄이 부족되어 저항력이 떨어지고 쉽게 질병에 걸리며 신체의 기능이 저하되기도 한다.

　모든 질병이 그러하듯이 턱관절의 건강을 유지하고 턱관절 장애를 치료하기 위해서는 영양의 중요성을 아무리 강조해도 지나치지 않는다.

　의성 히포크라테스는 "병은 환자 자신의 자연치유력이 치료를 하고 의사는 그 자연 치유력을 돕는 역할을 해야 하며 음식이 고치지 못하는 병은 의사도 고치지 못한다."고 역설하였다. 그만큼 우리가 매일 먹는 음식이 중요하다는 뜻이다.

　우리의 몸은 우리가 먹는 음식물을 원료로 해서 만들어진다. 그러므로 양질의 음식을 섭취하면 양질의 세포가 만들어질 것이고 불량한 음식을 섭취하면 불량한 세포가 만들어질 것은 당연하다.

　우리는 질병이 생겼을 때 대부분 약에 의존하게 되는데 그렇게 되면 약이 가지고 있는 독성으로 인해 여러가지 부작용이 생기게 된다. 또한 증상만을 없애기 위하여 약을 장기적으로 복용하게 되면 병의 상태는 날이 갈수록 악화되며 스스로 가지고 있는 면역력마저 잃게 되는 결과를 가져오게 된다. 특히 염증을 가라앉히기 위하여 스테로이드 계통의 약물을 쓰게 되면 당장 효과를 볼 수 있지만 치료가 중단되는 순간 증세가 더욱 악화될 뿐 아니라 점점 용량을 늘려야 하는 덫에 걸리게 된다.

　그리고 우울증 치료를 하기 위하여 프로작 같은 항우울제를 복용하게 되면 처음에는 인체에서 분비되는 '행복 호르몬'이라 불리는 세로토닌의 흡수를 억제함으로써 즐거움을 느끼지만 오랫동안 복용할수록 감정의 균형을 유지하기가 어려워지게 된다. 그러므로 질병에 걸렸을 때 약에 의존하기 보다는 면역력을 높이는 방법을 선택하는 것이 훨씬 현명한 방법이다. 면역력을 높이기 위해서는 평소에 균형잡힌 식단으로 충분한 영양을 섭취하는 것이다.

## 제대로 된 영양 섭취란?

　우리는 흔히 충분한 영양 섭취를 하기 위해서는 몸에 좋다는 음식을 많이 먹으면 된다고 생각한다. 그래서 우리 한국 사람들은 보양식을 즐겨 찾고 그것으로 건강을 유지하고 있다고 자위을 삼는다. 그러나 그러한 방법은 편중된 음식의 섭취로 인해 자칫 영양의 과잉이나 결핍을 초래하게 된다.

옛날 우리 조상들이 못 먹고 못 살때는 단백질 공급원이 절대적으로 부족했기 때문에 그러한 음식들을 먹고 나면 힘이 나는 것은 당연하였으며 그 결과 몸에 좋은 음식이라는 뜻으로 보양식이라는 이름을 붙이게 된 것이다.

현대 영양학에서는 음식물의 영양가를 생리적 열량으로 환산하여 표시를 하는데 그 기본 단위를 칼로리라 부른다. 칼로리는 '열'을 의미하는 'Calor'라는 라틴어에서 유래되었다고 한다. 단백질과 탄수화물은 1g당 4kcal, 지방은 9kcal, 알코올은 7kcal의 열량을 갖는 것으로 계산한다.

생명체가 생명을 유지하는데 필요한 에너지량을 기초 대사량이라 하는데 체온유지, 심장박동, 호흡운동, 근육의 긴장 따위에 쓰이는 에너지로 우리나라 성인 남성의 경우 하루 1,400kcal정도가 된다. 물론 활동을 하게되면 그 양에 따라 더 많은 칼로리를 필요로 하게 된다. 그렇다면 충분히 칼로리를 섭취하면 과연 충분한 영양을 섭취한다고 할 수 있을까?

칼로리는 에너지를 공급해 주는 역할을 하는데 에너지가 넘치면 건강할 것이라는 생각은 아주 잘못된 생각이다. 기초 대사량과 활동

대사량의 합보다 많은 양의 칼로리를 섭취하면 소비되지 않는 칼로리는 지방으로 전환되어 우리 몸속에 저장되는데 그 결과 비만의 원인이 될 뿐이다.

올바른 영양섭취란 우리 몸의 에너지원이 되는 탄수화물, 단백질, 지방의 3대 영양소외에 신체 조절 기능을 하는 비타민유기물, 미네랄무기물을 고루 섭취하는 것을 말한다.

이 정도쯤은 누구나 다 알고 있는 상식으로 치부하지만 막상 현대인들은 3대 영양소를 과잉 섭취하고 있는 반면 비타민이나 미네랄에 대해서는 간과하는 경향이 있다.

비타민은 18세기부터 지금까지 수많은 종류가 발견되었으며 일반인들은 그의 중요성을 어느 정도 알고 정제로 된 알약을 복용하고 있지만 미네랄의 중요성에 대해서는 별로 알려진 바가 없는 실정이다.

# 19 미네랄도 중요하다

미네랄은 무기질이라고도 부르며 비록 체중의 4% 밖에 안되는 적은 양이지만 생명과 건강을 유지하는데 필수적인 영양소이다. 신진대사 작용을 조절하며 비타민과 탄수화물의 흡수를 돕고 각종 소화 효소를 활성화 하며 신체의 성장과 유지 및 생식에 관여한다.

미네랄은 체내에서 0.05% 이상의 상당량 발견되는 대량 미네랄과 소량만 존재하는 미량 미네랄로 구분된다.

칼슘, 인, 나트륨, 염소, 칼륨, 마그네슘, 황 등과 같은 대량 미네랄은 하루에 100mg 이상 필요하며 철, 요오드, 망간, 구리, 아연, 코발트 같은 미량 미네랄은 요구량이 적다.

인체를 구성하는 미네랄에는 칼슘, 인, 마그네슘, 철, 나트륨, 요오드 등 여러 가지가 있다. 사람이 살아가기 위해서 꼭 필요한 소금도 필수 미네랄인 나트륨$^{Na}$과 염소$^{Cl}$로 구성되어 있으며 혈액과 같은 체액의 수분 균형을 조절하는 매우 중요한 역할을 한다.

사람은 매일 42~78가지의 대량 미네랄과 미량 미네랄을 섭취해야 한다. 그러나 토양의 오염이나 황폐화로 인해 우리가 섭취하고 있는 과일, 야채, 곡식에도 필요로 하는 양의 미네랄을 함유하고 있지 않기 때문에 아무리 많은 양을 먹는다고 해도 미네랄이 부족하여 현대인들은 '기아 아닌 기아' 상태로 내몰리고 있다고 해도 과언이 아니다.

미네랄이 부족하게 되면 체내에서 효소를 만들 수 없게 되어 신진대사가 떨어질 뿐 아니라 항산화 작용을 할 수 없게 되어 인체가 가지고 있는 자연치유력, 자기회복기능, 항상성유지 기능을 잃게 되어 쉽게 질병에 걸리게 된다.

항상성Homostasis이란 생체의 내부나 외부 환경 변화에 관계없이 일정한 상태를 유지하려고 하는 성질을 말하는데 예를들면 날씨가 덥게 되면 땀을 내어 체온을 낮추고 추우면 모공을 닫아 체온이 방출되는 것을 막음으로써 체온을 일정하게 유지하도록 하는 기능으로 자율신경계가 이러한 역할을 담당한다.

# 20 현대인들은 먹어도 배가 고프다?

본래 인간이 가지고 있는 한계 수명은 125세라 한다. 이것은 모든 동물의 수명은 성숙되는 기간의 5배를 산다고 하는 근거에서 나온 것인데 인간은 성숙되기까지 25년이 걸리므로 그의 5배인 125년이 계산상으로 나오게 된다. 그럼에도 불구하고 인간은 수명의 반도 못 채우고 죽는 경우가 허다하다.

그 원인은 여러 가지에서 찾아볼 수 있는데 대부분의 원인은 생활 습관에서 비롯된다고 하며 그 중에서도 가장 중요한 것이 식생활이다. 올바른 식생활이 면역력을 높여주어 질병으로부터 자유로워 질 수 있기 때문인데 오염되지 않은 토양에서 충분히 영양을 공급받고 자란 채소, 과일, 곡식을 많이 섭취하면 쉽게 해결될 수 있다.

그러나 문제는 그렇게 간단하지만은 않다. 우리의 식탁위에 올려 진 식품들의 대부분은 겉으로는 신선하고 풍성하게 보이지만 불행하게도 빈껍데기 영양소를 가지고 있기 때문이다.

식물이 자라는데는 질소, 인산, 칼륨의 3대 영양소만 있으면 되지만 인간이 건강을 유지하는데는 이 보다 훨씬 많은 종류의 미네랄을 필요로 한다. 우리가 매일 먹는 음식은 생존을 위해 필요한 칼로리를 공급해 주지만 최적의 건강을 유지하는데 필요한 모든 영양소를 제공해 주지는 못하고 있다. 그 이유는 다음과 같다.

■ 토양의 황폐화

농부들이 농작물을 기를때 수익을 증대시키기 위하여 여러 가지 영양소가 들어있는 퇴비(유기질 비료)를 사용하지 않고 질소, 인산, 칼륨만 들어 있는 화학 비료만 주어 칼로리와 수분만 들어있는 채소나 곡식을 길러내기 때문이다. 그러므로 1951년에는 복숭아 2개만 먹어도 하루에 필요한 비타민 A가 공급되었지만 지금은 무려 53개의 복숭아를 먹어야 한다고 한다.

■ 토양의 오염

오늘날 지구의 토양은 인류 역사상 그 어느때보다도 오염이 심각하여 음식으로부터 얻을 수 있는 영양소가 상상을 초월할 정도로 적다. 심지어 북극이나 남극의 눈과 얼음속에서도 살충제 성분이 발견된다고 하니 그 어느 곳 하나 안전한 곳이 없다.

■ 수송과 보관의 문제

완전히 익은 과일과 야채만이 고유한 식물 영양소를 충분히 제공해 줄 수 있으나 지금 흔히 하는 식의 '미성숙 조기수확'을 하게되면 영양소가 결핍된다. 예를 들면 토마토나 수박의 붉은색에는 매우 중요한 항산화제인 라이코펜이 많이 들어있다. 익지 않은 녹색의 토마토에는 라이코펜이 거의 들어있지 않기 때문에 칼로리 외에는 쓸모없는 토마토가 된다. 그러나 상품을 만들기 위하여 수확한 후에 가스를 이용하여 비정상적인 방법으로 붉은색을 만들어서 유통을 시킨다.

- ■ 가공이나 조리방법의 문제

현대인들이 음식을 가공하는 방법은 열을 가하여 조리하거나 오랫동안 보관하기위하여 통조림이나 건조를 하는 방법이 있다. 열을 가하여 음식을 조리하거나 가공을 하게 되면 특정 영양소의 90%가 소실되며 단지 칼로리만 남게 된다. 그러므로 필요한 양의 영양소를 섭취하기 위해서는 10배의 음식을 먹어야하는데 문제는 칼로리도 10배를 섭취하게 된다는 것이다. 그러므로 비만인 사람은 어떤 의미에서 영양결핍일 수 있다고 하는 것이 바로 이런 이유 때문이다.

- ■ 편중된 식생활

대부분의 사람들은 배가 고플 때 허기만 채우면 된다고 생각한다. 그래서 라면이나 컵라면 혹은 햄버거 등으로 끼니를 때우기도 하고 다이어트를 한다고 과자나 빵으로 점심을 대신하기도 한다.

비만인 사람들이 체중조절을 하기위한 방법으로 한때 '황제 다이어트'가 유행했던 적도 있다. 황제 다이어트는 황제의 식사처럼 육류와 기름진 음식을 마음껏 먹고도 탄수화물만 먹지 않으면 살을 뺄 수 있다는 미국의 애트킨스 박사가 제안한 다이어트 방법인데 여기에는 엄청난 모순이 있다.

한가지 식품만 집중적으로 섭취하게 되면 영양의 불균형으로 인해 계속 허기를 느끼게 되며 그로 인해 과식을 하게 되어 다이어트를 실패하게 될 뿐아니라 콜레스테롤이나 포화지방산을 너무 많이 섭취함으로써 고지혈증이나 동맥경화증의 위험을 증가시킨다.

# 21 인체에 반드시 필요한 8가지 영양소

사람이 살아가는데 필요한 3대영양소는 탄수화물, 단백질, 지방이라는 것은 누구나 잘 알고 있다. 이들 영양소는 사람이 생명을 유지하는데 필요한 열량 즉 에너지를 제공해 준다. 그러나 아무리 많은 3대 영양소를 섭취하였다고 하더라도 비타민이나 미네랄의 도움이 없이는 에너지로 바꾸는 것이 불가능하다.

비타민과 미네랄은 신진대사작용을 조절하며 신체의 기능을 조정하는 역할을 한다. 그러므로 이들을 5대 영양소라 하며 최근에는 비타민과 미네랄에 효소를 더하여 마이크로 영양소라 부르기도 한다.

그 다음 여섯 번째로 중요한 영양소는 식이섬유이다. 식이섬유는 사람의 소화효소로는 소화가 되지 않는 섬유성분으로 장내세균의 먹이가 되어 세균을 흡수하여 장을 청소하고 여분의 지방을 배설하는 중요한 역할을 한다.

최근에 주목 받고 있는 일곱 번째 영양소는 카로틴, 라이코펜, 안

토시아닌과 같이 채소나 과일에 들어있는 식물색소 즉 화이토케미칼Phytochemical이다. 식물색소는 활성산소를 제거하고 면역력을 강화시켜준다.

그리고 마지막으로 소개할 가장 중요한 영양소는 '당 영양소'라는 것으로 아직 일반인들에게 뿐아니라 의료인들에게도 생소한 영양소이다. 당 영양소는 세포와 세포간의 정보교환 역할을 하는 '당 사슬'이라는 물질을 만드는 원료가 되는 영양소이다.

### 노화를 지연 시키는 3가지 방법

**1. 항산화 식품을 많이 섭취한다.**
노화는 마치 산소에 의해 철이 녹스는 것과 같이 세포가 녹스는 과정이다. 인체가 녹스는 것을 방지하기 위하여 비타민 C나 E, 화이토케미컬 등의 항산화물질이 들어있는 식품을 많이 섭취한다.

**2. 신체의 유연성을 기른다.**
사람이 죽게 되면 온 몸이 굳게된다. 노화는 인체가 굳어가는 과정이다. 신체의 유연성이 떨어지면 내부의 장기들도 굳어져서 노화가 촉진된다.

**3. 사고의 유연성을 높힌다.**
늙으면 사고가 경직되고 감정이 매말라진다. 정신은 육체를 지배하고 육체는 정신을 지배한다.
마음이 늙으면 몸도 늙게 된다. 긍정적인 사고와 열린마음을 갖고 많이 웃고 남을 사랑하는 마음을 갖게 되면 체내에서 엔돌핀과 세로토닌의 분비가 왕성해지고 신진대사가 원활해져서 젊음을 유지할 수 있다.

# 22 건강의 적, 활성산소

풍요로운 경제환경으로 인해 평균수명이 늘어나고 신체조건이 좋아졌음에도 불구하고 암이나 고혈압, 당뇨 등의 질병을 앓는 환자들은 계속 증가하는 추세에 있다.

불과 수십년전만 해도 인류가 가장 두려워했던 질병은 천연두, 결핵, 콜레라등과 같은 전염병이었다. 그러나 대부분의 법정 전염병들은 항생제와 백신의 발명으로 인해 거의 사라지고 있다.

최근에는 전염병보다는 생활습관병이나 알려지 질환 혹은 원인모를 질병들이 늘고 있다. 생활습관병이란 예전에 성인병이라 불리던 암, 심장질환, 뇌혈관질환, 고혈압, 당뇨, 간질환 등을 말하는데 최근에는 성인뿐 아니라 소아에서도 많이 발생하기 때문에 잘못된 생활습관에서 기인한 질병이라는 뜻으로 개념이 바뀌었다.

이러한 질병이 늘어나고 있는 이유는 잘못된 생활습관 특히 식생활의 잘못으로 인해 충분한 영양섭취를 하지 못함으로써 현대인들이 급속하게 면역기능과 자연치유력이 약해져가고 있기 때문이다.

건강한 사람도 약 6,000만개~수억개의 암세포를 몸속에 지니고 있으며 매일 3,000~6,000개의 새로운 암세포가 생겨난다고 한다. 그러므로 정상인도 암세포와 공존을 하고 있는 셈이다. 그러나 아무리 많은 발암물질에 노출되어 설사 체내에 암체포가 생겼다 할지라도 면역력을 갖추고 있으면 암으로 진행되지 않는다.

암세포는 개시, 촉진, 진전이라는 3단계로 진행되어 암으로 발전하게 되는데 이 3단계에 모두 관련되는 물질이 바로 활성산소이다. 면역력을 가진 사람은 이 활성산소를 무력화시켜 암의 진행을 억제할 수 있기 때문에 암의 공포에서 벗어날 수 있다.

활성산소는 원자 상태의 산소 혹은 준안정상태의 산소 분자로써 보통 산소 보다 수천배의 에너지를 가지고 다른 물질을 강력하게 산화시키는 능력을 가지고 있다.

산화란 물질을 녹슬게 하는 힘을 말하는데 활성산소는 세포를 산화시켜 만성질환을 일으키고 암을 생기게 하며 노화를 촉진시킨다.

활성산소가 발생되는 원인은 미약류, 항암제, 소염진통제, 항생제, 신경안정제, 항결핵제와 같은 약물 복용, 식품첨가물, 대기오염, 중금속 섭취, 다이옥신 등의 환경호르몬, 자외선, 방사선, 배기가스, 농약, 살충제, 흡연, 스트레스, 과격한 운동 등에 노출되는 것이다.

사람은 타고 날 때부터 스스로 질병을 고칠 수 있는 능력을 가지고 있으며 그러한 능력은 충분한 영양소를 섭취함으로써 가능하게 된다. 인체를 구성하는 모든 세포가 정상적으로 기능을 하게되면 질병에 걸리지 않는다. 그러기 위해서는 세포 하나하나에 충분히 영양소가 공급되어져야 한다.

인류가 가장 두려워하는 질병인 암을 비롯하여 모든 질병의 주범은 바로 활성산소이다. 그러므로 활성산소를 제거하는 영양소 즉 항산화제가 많이 들어 있는 식품을 섭취하는 것이 질병으로부터 벗어날 수 있는 지름길이다.

항산화 기능이 있는 대표적인 영양소로는 비타민 C와 E를 들수 있는데 비타민 C는 수용성이고 비타민 E는 지용성이다. 그러므로 비타민 E는 기름과 같이 먹으면 체내 흡수율이 높아진다.

그 외에 항산화 작용이 있는 영양소는 채소나 과일속에 들어있는 화이토케미칼 phytochemical 이라 불리우는 식물색소이다. 식물색소는 본래 식물이 독물질, 유해곤충, 동물 등으로부터 자신을 보호하기 위한 방어물질인데 사람이 섭취하면 유해물질인 활성산소로부터 사람을 보호하는 역할을 한다.

자연계에 존재하는 식물의 색은 다양하지만 식물 색소는 구조적으로 볼때 카로티노이드계와 플라보노이드계의 2가지로 나눌 수 있다. 카로티노이드계는 주로 황색이나 주황색을 띠우며 플라보노이드계는 주로 붉은색 또는 청색을 띤다.

# 기적의 영양소, 당 영양소 23

불과 이, 삼십년전만 해도 인류에게 가장 무서운 질병은 기껏해야 뇌졸중과 암 정도였다. 그러나 지금은 에이즈, 조류독감, 구제역, 신종플루 등 생소한 질병들이 속속 등장하고 있다. 뿐만 아니라 류마티스 관절염을 비롯하여 루프스, 루게릭 등의 자가 면역질환도 종류를 헤아릴 수 없을 정도로 늘어나고 있는 추세이다.

그래서 많은 학자들이 걷잡을 수 없을 정도로 늘어나고 있는 질병을 예방하고 치료하기 위하여 연구를 해오던 중 모든 질병은 우리 몸의 최소 기본 단위인 세포에 이상이 생겨서 발생하게 된다는 것을 발견하게 되었다.

1991년에는 인체는 세포의 표면에 있는 당 영양소로 구성된 당사슬에 의해 세포간의 의사소통을 통하여 스스로를 질병으로부터 보호하고 있다는 것을 발견하게 되었고 그 공로로 노벨상을 받게 된다. 그 이후에도 당영양소에 관하여 수많은 논문이 발표되었고 6번에 걸쳐 노벨상을 수상하면서 학자들이 당영양소의 생물학적 기능을 밝혀냈다. 그리고 1995년에는 세계 3대 과학지 중의 하나인 '네이처'지에 당영양소 글리코 영양소, Glyconutrients가 소개되기 시작하면서 이에 대한 연구가 더욱 활발하게 진행되었다.

당영양소는 글리코 영양소라고도 하는데 글리코 Glyco는 라틴어로 '달콤하다'는 뜻으로 당분으로 만들어진 영양소라는 의미를 갖는다. 이어서 1996년 발간된 의과대학의 필수교재인 하퍼의 생화학 교과서에는 당 영양소를 다음과 같이 소개하고 있다.

"당 영양소는 인간에게 반드시 필요한 탄수화물로서 지금까지 자연계에서 발견된 단당류는 모두 200여 가지가 되지만 그 중에 8가지 단당류만이 세포 표면에 당사슬을 형성하여 세포간의 의사소통 Cell to Cell Communication에 관여한다. 8가지의 단당류는 글루코즈, 퓨코즈, 만노즈, 갈락토즈, 자일로즈, N-아세틸글루코사민, N-아세틸 갈락토사민, N-아세틸 뉴라민산이다."

일반적으로 당은 우리가 맛을 보았을 때 달게 느껴지는 물질을 말한다. 더 이상 분해할 수 없는 당의 최소 단위를 단당이라 하며 약 200가지의 종류가 있다.

단당이 2개 붙으면 이당이고 2개 이상 여러개가 연결되면 다당이라 한다. 8가지 당 영양소중의 하나인 포도당 Glucose, Grape Sugar은 단당이며 세포내에서 연소되어 생명활동의 에너지원으로 바로 사용될 수 있기 때문에 병원에서 음식을 섭취할 수 없는 환자들에게 혈관 주사를 통해 영양을 공급해 주기도 하는 매우 중요한 영양소라 할 수 있다. 포도당은 밥이나 빵과 같은 곡류나 과일 등에 많이 들어있다.

　최근 면역 요법에서 화제가 되고 있는 다당류 중의 하나가 베타글루칸인데 이는 상황버섯, 영지버섯, 운지버섯, 아가리쿠스 등의 버섯류에 많이 들어 있으며 포도당이 다수 결합한 것이다. 버섯류가 항암치료에 좋다고 알려진 것은 이미 오래전이며 한방에서는 버섯류를 한약재로 사용해오고 있다.

　당 사슬의 원료인 8가지의 당 영양소를 충분히 섭취하지 않으면 당 사슬이 완전하게 만들어지게 못하여 세포와 세포간의 의사소통과 정보전달이 제대로 이루어질 수가 없기 때문에 외부로부터 침입한 세균, 바이러스, 독소나 혹은 암 등에 저항할 수 있는 능력을 잃게 된다.

　그러나 불행하게도 오늘날 현대인들의 식탁에서는 글루코스<sup>포도당</sup>와 갈락토즈<sup>유제품에 많이 들어 있음</sup>의 2가지 단당 외에 나머지 당 영양소는 찾아보기가 힘들다. 그 이유는 지난 50년 동안 우리가 섭취하는 농산물에는 필수 영양소가 현저하게 줄어들었고 인스턴트식품이나 패스트푸드를 많이 먹기 때문이다.

## 기적의 세포 구조물, 당사슬의 위력

　1900년대 초만 해도 세포의 형태는 단지 둥근 원형으로 알고 있었으나 전자 현미경의 발달로 인해 성게의 가시처럼 세포 표면을 빽빽하게 덮고 있는 당 사슬의 존재를 발견하게 되었으며 지금까지 이에 대한 연구가 활발하게 진행되고 있다.

그 이후 당 사슬에 대해서 해마다 8,000건이라는 역사상 유례가 없을 정도로 많은 논문들이 발표되었으며 당 사슬이 안테나와 같이 세포와 세포 간의 의사소통과 정보 교환에 중요한 역할을 한다는 것과 그 결과 우리 몸의 건강에 지대한 영향을 미친다는 것을 연구하여 발표함으로써 1994년, 1999년, 2000년, 2001년에 걸쳐 4번의 노벨상이 수여되었다.

이렇게 어느 한 분야에 대한 연구로 노벨상이 4번이나 연속 수여된 예는 역사상 처음 있는 일이라 한다. 지난 100년간 있었던 의학계의 최고 위대한 발견이라는 페니실린의 발견보다도 더 위대한 발견

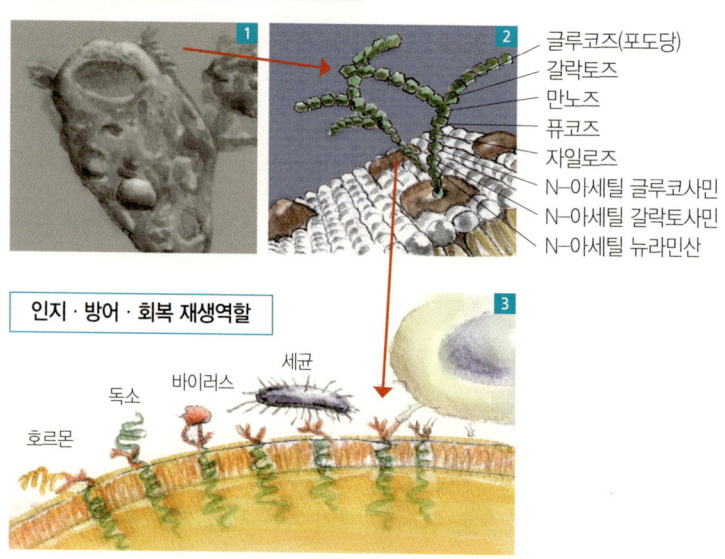

1. 전자현미경으로 본 세포의 모습
2. 당사슬은 8가지 당 영양소로 구성된다
3. 당사슬은 인지·방어·회복·재생역할을 한다

이라고 극찬하는 학자가 있을 정도로 당 사슬의 발견은 인류건강에 엄청난 기여를 할 수 있는 획기적인 전기를 만들었다고 할 수 있다.

생체 유지기능과 생명활동에 없어서는 안 될 당 사슬이란 과연 무엇인가? 당 사슬이란 세포 표면에 무수히 나있는 털모양의 돌기를 말하는데 8개의 단당으로 구성되어 있다.

인체는 60조개의 세포로 이루어져 있으며 정상인은 각 세포마다 약 10만개의 당 사슬을 가지고 있는데 현대인들은 평균 5~6만개, 암과 같은 질병을 가지고 있는 환자들은 2~3만개의 당 사슬을 가지고 있다고 한다. 당 사슬은 외부로부터 침입한 병원체나 이물질 혹은 암세포 등을 인식하고 세포와 세포간의 의사소통 Cell to Cell Communication 을 통하여 백혈구와 같은 면역세포에 정보를 전달함으로써 면역세포를 동원하여 질병을 예방하고 치유하는 면역기능을 갖는다.

만약 당 영양소가 부족하여 당 사슬이 제대로 모양을 갖추지 못하면 면역기능을 잃게 되어 여러 가지 질병에 노출된다. 뿐만 아니라 아무리 몸에 좋은 음식을 많이 섭취하였다 하더라도 당 사슬이 제기능을 하시 못하면 영양소를 제대로 인식하지 못하여 세포 표면에 있는 수용체가 세포의 문을 열지 않아 좋은 영양소가 세포로 흡수되지 못하고 그냥 배설되고 만다.

당 영양소도 생소하지만 당 사슬은 더욱 어떠한 것인지 금방 이해하기가 쉽지 않을 것으로 생각된다. 예를 들면 우리가 흔히 알고 있는 A, B, O, AB 등의 4가지의 혈액형도 당 사슬의 형태에 따라 결정된다. 즉, 8개의 당 영양소가 적혈구 표면에 서로 다른 형태의 당 사슬을 형성하고 있기 때문에 혈액형이 4가지로 구분되는 것이다. 그러므로 수혈을 할 때 면역거부 반응이 일어나는 현상은 서로 다른 형태의 당 사슬끼리 혼합될 수 없기 때문이다. 당 사슬은 혈액형 뿐 아니라 수정에도 관여하며 독감 바이러스의 감염이나 암의 전이 등 질병의 메카니즘에도 관계가 있다.

## 당영양소 Glyconutrients와 구강 건강

■ 구강 건강의 중요성

건강한 치아와 구강 조직은 건강에 매우 중요하다. 치아가 손상되거나 상실되면 먹는 즐거움이 크게 줄어들게 되며 더욱 중요한 것은 영양 결핍을 초래하게 된다는 것이다. 노인들은 치아가 손상되면 영양섭취가 취약해지며 체중감소의 원인이 되어 병약해 지거나 사망할 수도 있다. 구강 건강이라는 것은 치아 외에도 인체의 일부로써 신경, 뼈, 근육, 결합조직, 혈관, 내분비선, 피부 등과 같은 시스템을 의미한다. 좋은 영양의 중요성은 아무리 강조해도 지나치지 않는다.

구강시스템은 다른 신체의 시스템과 마찬가지로 충분한 양의 광범위한 영양소를 제공받아야 한다. 구강내의 환경은 독특하다. 점막 층은 피부보다 매우 얇고 투과가 잘 된다. 구강조직은 예민하기 때문에 매우 조심스럽게 다루어야 하며 항상 청결을 유지해야 한다. 구강 건강을 유지하기 위해서는 독성 물질을 피하고 충분한 영양 섭취를 해야 하며 청결을 유지해야 한다.

■ 충치

구강은 신체의 이상을 가장 빨리 알려주는 장소중의 하나이다. 식이의 변화는 구강 건강에 엄청난 변화를 가져온다. 호주 원주민 아보리진을 극단적인 예로 들 수 있다. 아보리진이 원시적으로 살았을 때 그들은 땅에서 나는 천연의 음식을 먹고 살았다. 그들은 칫솔질을 제대로 알지 못했지만 항상 아름답고 건강한 치아를 가지고 있었다. 그러나 흰 밀가루, 설탕, 잼과 통조림 음식이 들어 있는 현대식 음식을 먹기 시작하자 충치가 만연되기 시작 하였다.

충치의 과정은 매우 복잡하고 많은 인자가 있지만 일반적으로 치아가 세균과 발효성 탄수화물에 노출 되었을 때 생긴다. 이 과정에서 플라그Plaque가 만들어져 치아표면에 찐득한 상태로 달라붙게 된다. 플라그는 산성을 띠기 때문에 치아의 결정 구조를 용해 시키며 그 동안 세균은 당분을 즐겨 먹는다. 간단하게 말하면 설탕을 많이 먹을수록 플라그가 많이 생겨 산성이 되고 더 많은 충치가 생긴다. 그러나 이것이 모든 것을 설명해 주는 것은 아니다. 조금 더 깊이 들어가 보면 영양과 충치의 관계를 발견할 수 있다.

실제로 체계적인 영양섭취는 플라그가 만들어지는 양에 영향을 미친다는 매우 흥미로운 연구 결과가 발표되었다. 칫솔 횟수에 관계없이 혈중 비타민 C의 농도가 높은 사람은 비타민 C의 농도가 낮은 사람보다 치아가 깨끗하다는 것을 발견하였다. 종합비타민과 미네랄을 충분히 섭취하였을 때 플라그 지수가 현저하게 감소한다는 논문도 발표되었다. 하루에 한번 밖에 칫솔질을 하지 않는 사람이 하루

209

에 세 번씩 하는 사람보다 충치가 적은 이유는 바로 영양의 역할때문이라는 설명이다.

비타민, 미네랄, 당 영양소 등은 우리 몸을 더욱 건강하게 만들어 주는 역할을 한다. 또한 당 영양소는 세포간의 대화Cell To Cell Communi-cation를 통해 플라그에 영양을 공급하는 것을 방해 한다.

타액은 충치에 대한 방어기전에 매우 중요한 역할을 한다. 타액은 플라그로부터 생성된 산을 중화시키는 역할을 하는 성분과 치아의 껍질에 해당하는 법랑질Enamel의 결정구조를 재형성시키는데 도움을 주는 미네랄 및 세균의 농도를 조절하며 살균효과를 갖는 성분 등 수많은 중요한 성분을 가지고 있다. 또한 타액에는 소화 효소인 프티알린Ptyaline이라는 중요한 효소가 들어있다. 프티알린의 농도가 낮은 사람들은 농도가 높은 사람들보다 충치가 잘 생긴다는 연구 보고가 있다. 적당한 영양섭취는 충분한 타액을 만드는데 중요한 역할을 하며 필요한 성분들이 충분히 들어있게 해준다.

안타깝게도 호주 원주민 아보리진은 설탕의 소비가 늘어남에 따라 영양의 결핍을 초래하였다. 오늘날 미국인들은 1년에 평균 120파운드 이상의 설탕을 섭취한다고 한다. 이것은 하루에 반 컵 정도의 분량이다. 설탕은 음료수, 패스트푸드, 조리된 음식 등 도처에 숨어있다. 우리는 입맛을 좋게 하기 위하여 설탕을 넣지만 이것은 우리 몸에 심각한 질병을 유발시킨다.

■ 치주질환

치주 질환은 치아를 둘러싸고 있는 잇몸과 잇몸뼈에 생기는 병을 말하는데 제때에 치료를 받지 않으면 치아를 잃어 버릴 수 있는 심각한 질환이다. 사실 이것은 성인에 있어서 치아 상실이 되는 가장 큰 이유이다. 구강내 세균은 신속하게 다량의 플라그를 만들어내어 치아표면에 달라붙게 되며 그 독성으로 인해 염증을 일으킨다.

잇몸에 생긴 염증을 치은염이라 부르는데 잇몸이 붉게 되고 부어오르며 쉽게 피가 난다. 또한 플라그가 잇몸 조직에 붙어 있으면 염증을 일으켜서 잇몸과 치아 사이에 주머니를 형성하게 된다. 이 주머니에는 더 많은 플라그와 치석으로 가득 채워지게 되며 독소가 잇몸과 잇몸뼈에 만성 염증을 일으키게 된다. 면역 체계의 염증반응은 치주질환을 악화시키는데 있어서 큰 요소가 된다.

면역 체계가 저하되면 인체는 외부로부터 침입하는 세력으로부터 자신을 효과적으로 방어 할 수 없게 되며 뼈와 결합 조직의 파괴가 가속된다. 당영양소를 많이 섭취하게 되면 면역체계가 정상으로 가동하여 여러 가지 독소의 도전으로부터 저항 할 수 있게 된다. 다시 말하면 나쁜 영양 섭취나 당영양소의 결핍은 면역체계를 떨어뜨리게 한다. 치주 질환은 조직과 뼈를 파괴시키는 심각한 질환이므로 면역 체계가 매우 중요하다.

예를 들면 당뇨병을 가진 사람은 당뇨병을 갖지 않은 사람보다 치주질환이 훨씬 심한데 이러한 차이는 당뇨병을 가진 사람은 면역체계의 기능이 낮기 때문이다. 반대로 치주질환이 심한 사람은 당뇨병의 증세를 악화 시킬 수도 있다.

치주 질환은 당뇨병 환자가 혈당치를 조절하기 어렵게 할 수 있기 때문에 당뇨가 더욱 심해진다. 당 영양소를 포함한 영양 프로그램으로 식단을 제공받은 당뇨병 환자의 그룹에 대한 연구에 의하면 식단을 제공받은 참가자의 97%가 전반적인 건강이 증진되었으며 치주 질환도 훨씬 줄어들었다고 한다.

당뇨병의 예로 구강 질환과 전신건강 사이에 서로 상호 작용을 한다는 사실을 알게 되었다. 또한 치주질환은 심장병이나 심장마비, 호흡기질환, 조산으로 인한 저체중아 출산등과도 관련이 있다. 구강건강이 좋아지면 전신 건강이 좋아질 수 있으며 구강건강이 나빠지면 전신건강이 나빠질 수 있다.

■ 구강암

구강암은 인간을 황폐화 시키는 무서운 질병이다. 구강암 수술로 인해 턱의 일부를 제거하게 되면 얼굴 모습이 흉하게 변하게 되며 기능 역시 많은 손상을 받게 된다. 수술이나 방사선 치료를 받게 되면 미각을 잃게 되고 침샘이 파괴되며 심지어는 저작능력씹을 수 있는 기능을 완전히 잃게 되기도 한다. 이러한 능력이 없어지게 되면 영양섭취를 제대로 할 수 없게 될 뿐 아니라 인생을 즐길 수가 없게 된다. 당 영양소를 먹으면 구강암을 완전히 피할 수 있다고 말할 수는 없지만 구강 내에 전암병소암이 되기 전 단계의 상태를 가진 사람들에게는 자연적인 방어능력을 증진시킴으로써 수술을 피할 수 있게 할 수도 있다.

■ 헤르페스

헤르페스 Herpes는 입술과 구강 경계부위에 1-2개 혹은 다발적으로 생기는 물집을 말한다. 이러한 병소는 사람의 생명을 위협하지는 않지만 이것은 신체의 균형이 깨어졌다는 것을 의미한다. 헤르페스 바이러스 Herpes Simplex Virus, HSV-1는 구강주위의 신경에 살고 있으며 면역력이 떨어졌을때 나타나게 된다.

그 밖에 구강내에 생기는 병소로는 아구창 아프타 구내염, Aphthous Stomatitis이 있는데 매우 쓰리고 따갑게 느껴진다. 이것은 스트레스, 영양결핍, 면역저하 등으로 나타나게 되며 간혹 여성에서는 호르몬의 변화 때문에 나타나기도 한다. 이러한 구강내 병소들은 당영양소를 섭취하면 현저하게 발병율이 줄어들며 병소자체가 작아지고 통증이 감소하고 단 며칠 만에 사라지기도 한다.

■ 투약

당 영양소는 면역 체계에 도움을 주며 바이러스의 활동을 방해한다. 약을 먹는 것은 디액외 분비량을 감소 시킬 뿐 아니라 소화력을 방해하여 영양의 흡수를 막는다. 타액은 구강 건강을 유지하는데 매우 중요한 역할을 하는데 약을 먹게 되면 타액의 분비를 감소시켜 구강건강을 해치게된다. 당 영양소는 약을 먹는 것을 줄여줌으로써 구강 건강을 유지할 수 있게 하는 간접 적인 효과를 갖는다.

# 24 꾸준한 운동은 만병통치약

인간의 삶은 흔히 생로병사로 표현된다. 태어나서 늙고 병이 걸려서 죽는다는 뜻인데 태어나고 죽는 것은 하늘의 뜻이지만 늙고 병드는 것은 인간이 노력하면 어느 정도 극복 할 수 있다.

9988234라는 우스갯소리도 있듯이 99세까지 팔팔하게 살다가 2~3일 만에 죽는 것이 모든 사람들의 소원이다. 그러기 위해서는 적당한 영양섭취와 운동이 필수적이다.

사람이 동물이라는 것은 움직이는, 즉 운동을 하는 생물이라는 뜻인데 적당한 운동은 건강을 유지하기 위하여 매우 중요하다. 아무리 좋은 영양분을 많이 섭취하였다하더라도 이것이 세포에 전달되기 위해서는 피가 온몸 구석구석을 잘 돌아 주어야한다. 물이 흐르지 않고 웅덩이에 고여 있으면 썩듯이 만약 운동을 하지 않으면 영양분이 한곳에 정체되어 체지방으로 변하여 비만의 원인이 된다.

비만은 각종 생활습관병성인병의 주범이며 건강과 생명을 위협하는 무서운 존재이다. 또한 운동을 게을리하면 근육의 양이 감소되고 약해지며 뼈가 약해져서 골다공증이 생기게 될 뿐 아니라 심장과 폐의 기능이 약해져 질병에 걸리기 쉬워진다.

간혹 턱관절 환자중에 전체적으로 척추가 비뚤어져 있음에도 불구하고 크게 통증을 느끼지 못하는 경우를 볼수 있는데 그런 환자들은 선천적으로 골격이 좋거나 평소에 운동을 많이 했던 것을 알 수 있다. 근육이나 골격이 튼튼할 경우에는 설사 척추가 비뚤어졌다 하더라도 척추를 지탱할 수 있는 힘을 가지고 있기 때문이다.

### 턱관절 운동

틀어진 턱관절을 교정하여 바로 잡아 놓아도 이미 틀어진 쪽으로 근육이 잡아당기는 힘이 강하기 때문에 다시 원래대로 돌아가는 경우가 간혹 있다. 그러므로 평소에 턱관절 운동을 꾸준히 하면 약해진 턱관절 주위의 근육을 강화시켜주고 틀어진 턱관절로 인한 안면 비대칭도 어느 정도 해소시켜줄 수 있다.

---

**턱관절 주위의 근육을 강화시켜주는 운동**

입을 벌리거나 다물 때 혹은 측방으로 움직일 때 손가락 혹은 손바닥으로 움직이는 반대방향으로 저항을 주어 근육에 힘을 길러주는 방법이다.
이때 주의할 사항은 반드시 정상적으로 입을 다문 상태에서 시작을 해야 하며 너무 강한 힘을 주어 아래턱을 밀게 해서는 안되며 약 1분간 똑같은 힘을 주어 근육의 일정한 긴장을 유지해야 한다.

### 목 운동

일자목이나 목뼈가 한쪽으로 틀어져있는 경우에는 조금만 과로를 해도 쉽게 피로를 느끼게 되고 두통이나 목, 어깨, 등에 통증을 느끼게 되는데 그 이유는 목 주위 근육의 유연성이 떨어지고 근력이 약하기 때문이다. 그러므로 평소에 꾸준히 목운동을 하여 목근육의 유연성과 근력을 강화시켜주는 것이 필요하다.

두통이나 목 주위 근육에 통증이 있을 때 목 근육을 풀어주는 목 운동을 하면 금방 목이 편안해지고 통증이 사라지는 것을 느낄 수 있다.

### 치아 운동

TV프로그램 '생로병사'에서 방송된 내용을 소개 한다.

일본의 NHK TV에서 어금니가 있는 쥐와 어금니가 없는 쥐를 먹이가 있는 미로 속에 넣고 먹이를 찾는 실험을 하였다. 어금니가 없는 쥐는 어금니가 있는 쥐에 비해서 공간인지 능력이 떨어져서 먹이를 찾아내는데 몇 배의 시간이 더 걸렸다.

이것은 우리 인간에게도 똑같이 적용이 될 수 있다. 씹는 운동은 두뇌를 적당히 자극하여 기억력을 향상시키기 때문에 치매를 예방한다.

치아가 건강한 사람에 비해 틀니를 끼우고 있거나 전혀 없는 사람들은 씹는 운동에 의해 뇌가 자극을 받지 못하므로 치매가 올 수 있는 확률이 높다고 한다.

또한 음식을 빨리 먹거나 덜 씹을 경우에는 비만이 올 수 있는데 그 이유는 음식은 식사한 후 10분이 지나서야 뇌의 시상하부에 그 정보가 전달이 되어 포만감을 느끼는데 빨리 먹게 되면 포만감을 느끼기 전에 식사가 끝나므로 과식을 하게 된다고 한다. 권장하는 씹는 횟수는 30회이나 한국 사람들은 평균 7회 정도로 빨리 식사를 하는 편이다.

# 운동방법

**1** | **목근육을 푸는 운동**

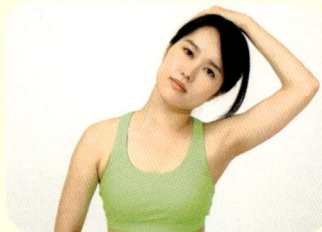 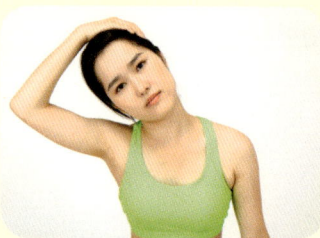

㉠ 목을 좌우로 늘리는운동 : 힘을 뺀 상태에서 머리를 오른쪽으로 기울이고 오른손으로 왼쪽 옆머리를 지긋이 누르면서 잡아당긴다. 근육이 이완될 때까지 약 30초 이상 유지한다. 반대쪽도 같은 방법으로 한다.

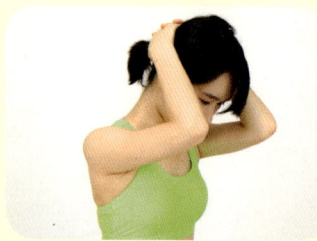 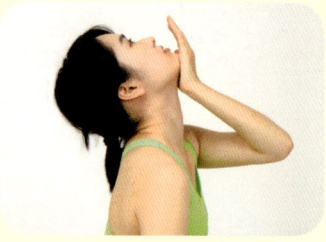

㉡ 목을 앞뒤로 늘리는 운동 : 머리를 앞으로 숙인 다음 양손을 깍지껴서 지긋이 누르면서 잡아당긴다. 근육이 이완될 때까지 약 30초이상 유지한다. 반대로 머리를 뒤로 젖힌다음 왼손의 손바닥으로 지긋이 누르면서 밀어낸다.

**2** | **어깨근육을 푸는 운동**

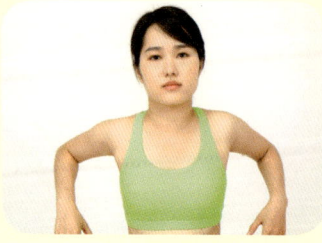

㉠ 어깨 쭉지를 천천히 크게 앞으로 10회 돌린 다음 다시 같은 방법으로 뒤쪽으로 10회 돌린다.

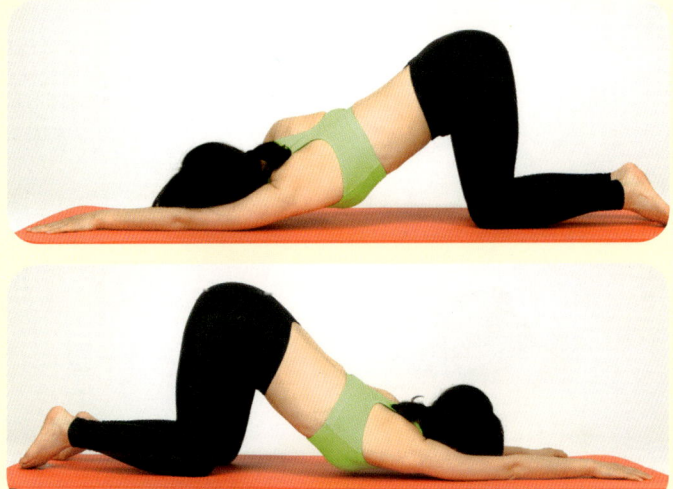

ⓒ 무릎을 꿇고 엎드려서 요가의 고양이 자세를 취한다. 상체를 서서히 왼쪽으로 기울이면서 왼쪽 어깨가 충분히 이완될 수 있도록 늘려준다. 마음을 편안하게 하고 깊은 숨을 쉬며 약 1분간 자세를 유지한다. 반대쪽도 같은 방법으로 한다.

### 3 | 등 근육을 푸는 운동

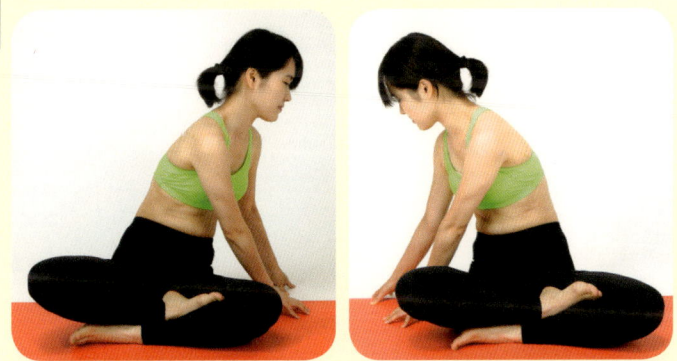

책상다리 혹은 가부좌를 하고 편안하게 앉는다. 서서히 왼쪽으로 허리를 틀어 돌린다음 양손바닥을 나란히 바닥에 댄다. 마음을 편안하게 하고 깊은 숨을 쉬며 약 1분간 자세를 유지한다. 반대쪽도 같은 방법으로 한다.

## 4 | 어깨와 등 근육을 푸는 운동

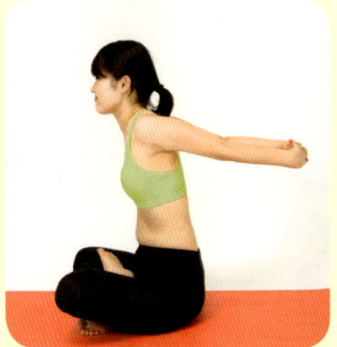

책상다리 혹은 가부좌를 하고 편안하게 앉는다. 양손을 등 뒤로 돌려 깍지를 낀 다음 서서히 들어 올린다. 마음을 편안하게 하고 깊은 숨을 쉬며 약 1분간 유지한다. 이때 구부려서 머리를 바닥에 대고 있어도 좋다.

PART
# 8

# 수술하지 않고
# 턱관절 장애를 고친 증례

# 수술하지 않고 턱관절 장애를 고친 증례 1

성명 : 서ㅇㅇ
나이 : 26세
성별 : 남

## 초진시 증상

1. 턱관절에서 덜거덕거리는 소리가 난다.
2. 입을 벌리고 오래 있으면 입이 잘 다물어지지 않는다.
3. 턱관절 주위의 얼굴 근육이 뻐근하고 통증을 느낀다.
4. 두통과 뒷목, 어깨, 견갑골, 허리등이 뻣뻣하고 통증을 느낀다.
5. 만성통증으로 인해 걱정을 많이 하고 소심한 성격이 되었다.
6. 종합병원에서 각종 종합검진을 해도 통증의 원인을 알 수 없다고하여 치료를 받다가 포기하고 1년 이상 한의원에서 한약과 함께 물리치료를 받았으나 일시적일 뿐 큰 효과가 없었다.

**치료전의 구강 모습**

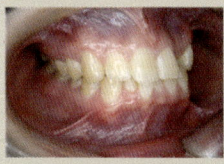 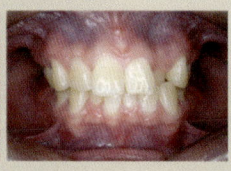 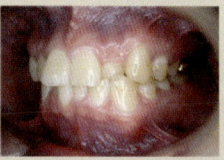

① 상하악 중절치의 정중선이 약 1mm가량 왼쪽으로 위치한다.
② 하악 전치부가 설측으로 기울어져 있다.
③ 하악 전치부의 절단면이 상악 전치부의 설측면과 부딪혀서 외상성 교합을 보이며 절단면이 심하게 마모되어 있다.

**치료후의 구강 모습**

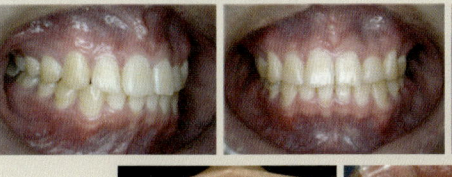
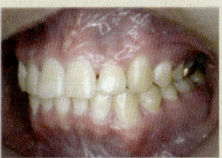
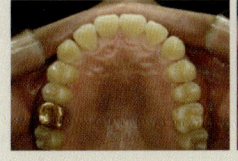
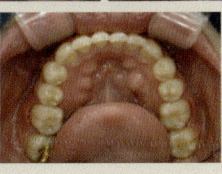

① 상하악 중절치의 정중선이 일치한다.
② 좌우측 모두 1:2교합을 이룬다.
③ 하악 전치부의 절단면이 상악 전치부의 설측면과 약 1mm이상 떠있어 외상성 교합이 소실되었다.
④ 좌우교합평면이 고르게 같은 평면상에서 평형을 이룬다.

## 치료경과

턱관절이 좌측으로 틀어지고 불안정한 교합평면을 가지고 있기 때문에 스프린트기능과 교정기능이 복합된 가철성(꼈다 뺏다 할 수 있는) 교정장치를 구강내에 장착하였다.

1주일 경과 후 내원하였을 때 촬영한 사진을 서로 비교한 결과 많은 차이를 알 수 있었다. 양쪽 어깨의 높이가 거의 비슷하게 되었으며 여전히 전체적인 자세는 왼쪽으로 기울어져 있었으나 두 다리가 곧게 펴지고 어깨도 반듯하게 되어 비교적 안정된 자세를 보였다.

시계방향으로 돌아갔던 골반도 약간 개선되어 뒤에서 보았을때 왼손이 1주일전보다 더 많이 보였으며 양팔의 길이도 거의 비슷하게 되었다. 엎드려서 양발의 길이를 측정한 결과 양발의 길이가 큰 차이가 없었다. 환자도 자신의 자세의 변화를 느끼고 있었으며 통증이 많이 없어졌다고 하였다.

  약 6개월 경과 후 아직도 오른쪽 어깨가 약간 높은 느낌이 있었으나 허리가 곧게 펴져 있고 특히 꾸부정했던 양쪽 다리가 곧게 펴져 가지런하게 되면서 골반도 거의 정상으로 회복되어 뒤에서 보았을때 엉덩이 중앙의 재봉선이 가운데를 지나가며 그 결과 양손이 거의 다 보였으며 자세가 편안하고 균형이 잡혀있었다.

  엎드려서 양발의 길이를 측정한 결과 양발의 길이가 거의 비슷하였다. 통증을 비롯한 거의 모든 증상이 사라지면서 피곤하고 무기력하던 표정이 밝아지고 목소리까지도 자신감에 차게 된 것을 볼수 있었다.

| 치료전의 모습 | 치료후의 모습 |
|---|---|
| 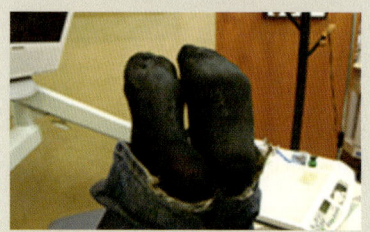 | 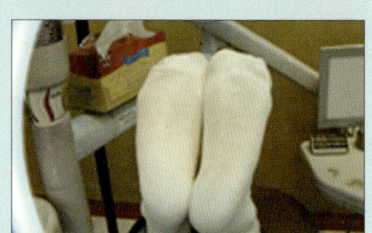 |
| 오른쪽 발이 왼쪽발 보다 훨씬 높아 길이가 차이 나는 것을 볼 수 있다. | 두발의 높이의 차이가 없다. |

| 치료전의 모습 | 치료후의 모습 |
|---|---|
| 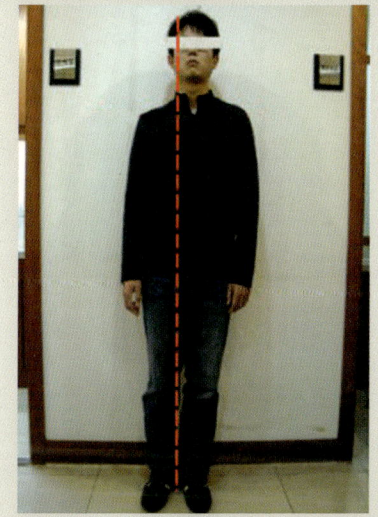<br>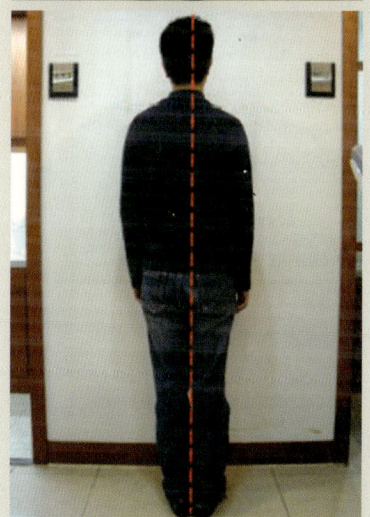 | 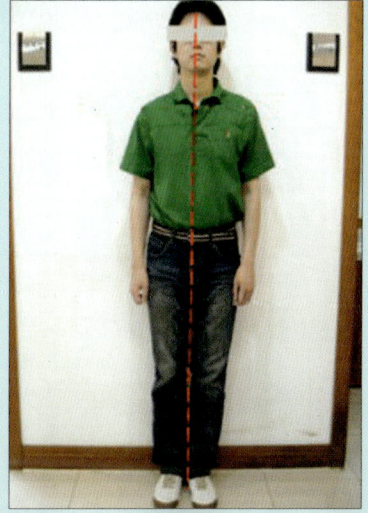<br>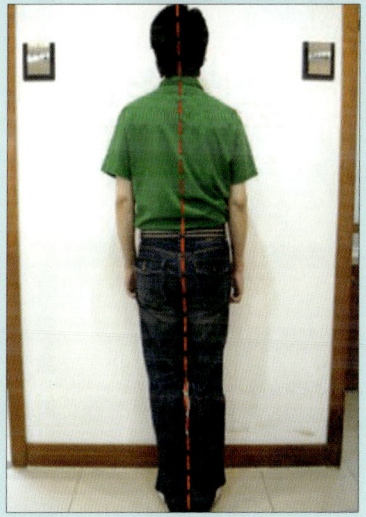 |
| ① 전체적으로 자세가 왼쪽으로 기울어져 있어 불안정하게 보인다.<br>② 왼팔보다 오른팔의 길이가 길다.<br>③ 골반이 시계방향으로 돌아가서 뒤에서 보았을 때 엉덩이 중앙의 새봉선이 왼쪽으로 돌아갔으며 그 결과 왼손이 거의 보이지 않는다. | ① 자세가 편안하게 보이며 균형이 잡혀있다.<br>② 골반이 거의 정상으로 돌아와서 양손이 잘 보인다.<br>③ 엉덩이의 중심선이 가운데로 돌아와 있다.<br>④ 양쪽다리가 곧게 펴져 가지런히 닿고 있다. |

## 턱관절 치료에 따른 적외선 체열 변화(치료전)

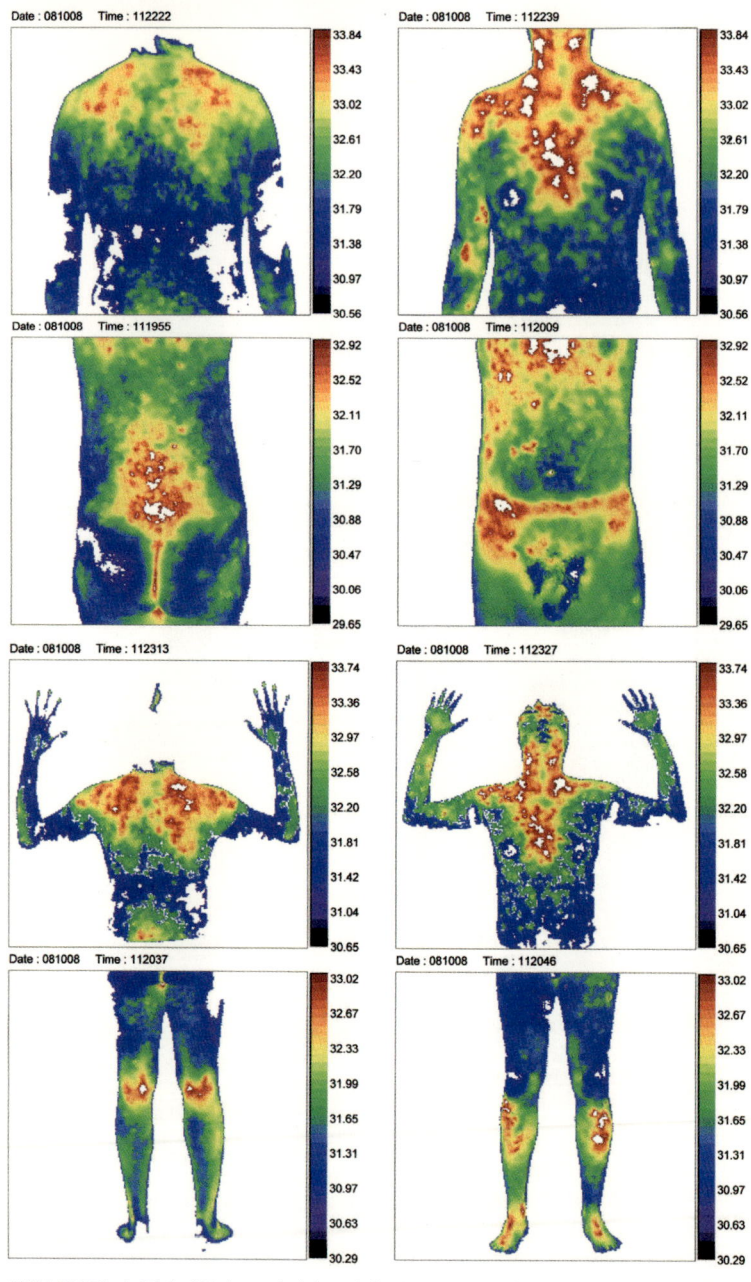

혈액순환이 잘 되지않아 체열이 고르지 않다. 골반이 오른쪽으로 틀어져 있다. 한의원에서 기혈 순환이 잘 되고 있지 않다고 진단함.

## 턱관절 치료에 따른 적외선 체열 변화(치료후)

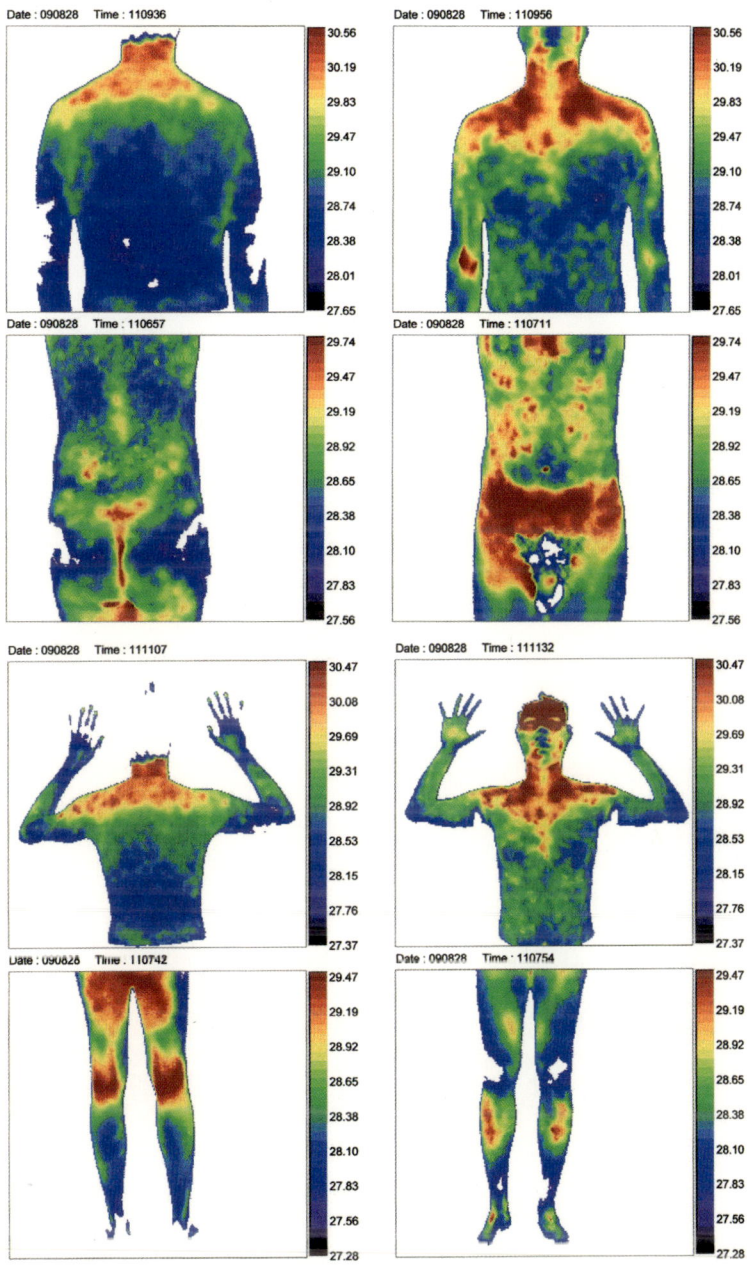

정상적으로 체열이 고르다. 골반이 바르다. 한의원에서 기혈 순환이 원활하게 되고 있다고 진단함.

# 수술하지 않고 턱관절 장애를 고친 증례 2

성명 : 임ㅇㅇ
나이 : 29세
성별 : 남

### 초진시 증상

1. 두통, 뒷목, 어깨, 등, 허리, 엉덩이까지 이르는 전신에 통증을 느낀다.(상담중에도 쉴새없이 목을 돌리면서 계속 두통과 뒷목의 통증을 호소하였다.)
2. 손발이 저리고 팔이 뻣뻣하고 아프다.
3. 전신의 통증이 너무 심해서 어떤 날은 자다가 서너번씩 깨기도 하며 통증때문에 진통제를 달고 산다.
4. 만성피로증에 시달리고 있다.
5. 왼쪽 눈꺼풀이 떨리는 증상이 있다.
6. 밝은 빛을 보면 눈이 너무 부시다
7. 알러지성 비염 등 심한 알러지질환이 있다.
8. 몸의 중심이 잘 안 잡히고 잘 넘어지는 등 평형감각에 이상이 있다.

**치료전의 구강 모습**

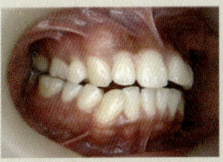 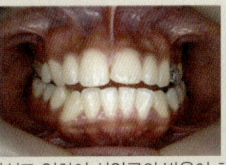 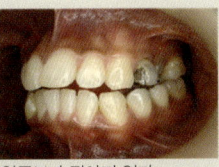

① 상악 우측 제1소구치의 조기상실로 인하여 상악궁의 발육이 하악궁보다 작아져 있다.
② 전치부에서 구치부까지 교합이 전혀 맞지 않으며 교합면의 마모가 아주 심하여 교합이 평평하게 되어 턱이 제자리를 찾지 못한다. (다중교합)
③ 교합평면이 일정하지 않다.
④ 상하악중절치의 중심선이 일치하지 않는다.
⑤ 우측견치부터 대구치까지 1:1교합을 보이며 그 결과 외상성교합이 되고 있다.
⑥ 전치부가 개구교합(Open Bite)을 보인다.

**치료후의 구강 모습**

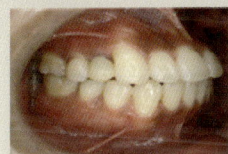 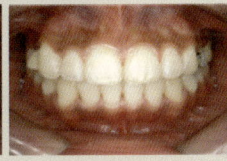 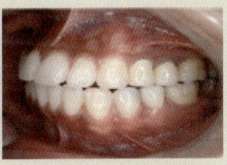

① 상악궁이 하악궁을 잘 덮고 있는 상태를 보인다.
② 좌우측 구치부의 교합이 비교적 잘 맞게 되었다. (다중교합이 소실됨)
③ 교합평면이 평형을 이룬다.
④ 상하악 중절치의 중심선이 일치한다.
⑤ 좌우측견치부터 대구치까지 1:2교합을 이룬다.
⑥ 전치부의 개구교합이 어느정도 해소되었다.
⑦ 상악의 악궁을 확장하여 상실된 상악 우측 제1소구치의 간격을 확보하였다.

## 치료 경과

올바른 턱관절의 위치를 찾아주기 위하여 스프린트 기능이 있는 가철성(꼈다 뺏다 할수 있는) 교정장치를 구강내에 장착하였다.

2주일 경과 후 내원하였을 때는 벌써 전신자세가 많이 바르게 되었고 아래턱도 어느 정도 제 자리를 찾았으며 그에 따라 증상이 많이 개선되있다.

약 2개월 경과 후 전반적인 교합 평면이 바로 잡히고 교합이 안정되면서 전신 자세가 거의 정상에 가깝도록 바로 잡히고 전신의 통증도 거의 소실되었다.

약 10개월 경과 후 교합평면뿐 아니라 왼쪽 구치부의 교합이 바로 잡히자 전후좌우로 불안정하던 교합이 일정한 자리에 맞물리게 되었다. 그 결과 전신 자세는 정상이 되었으며 통증을 비롯한 모든 증상이 사라졌다.

또 한가지 신기한 사실은 교합교정 치료가 진행됨에 따라 비만이던 체중이 서서히 정상 체중으로 변하게 되었으며 성격이 매우 밝아졌다.

| 치료전의 모습 | 치료후의 모습 |
|---|---|
| 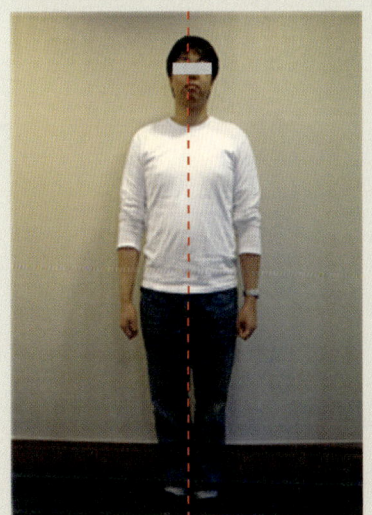<br>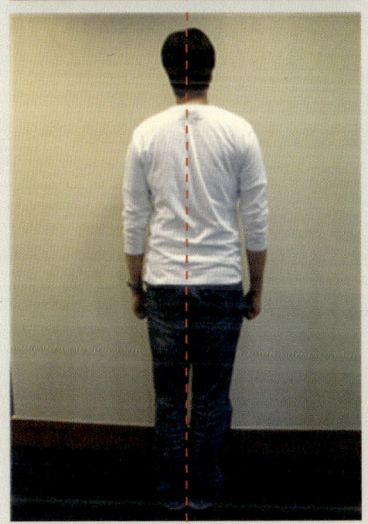 | 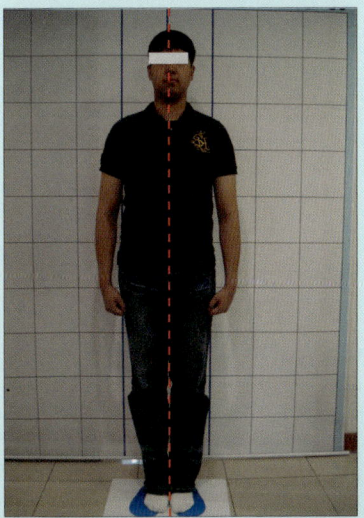<br>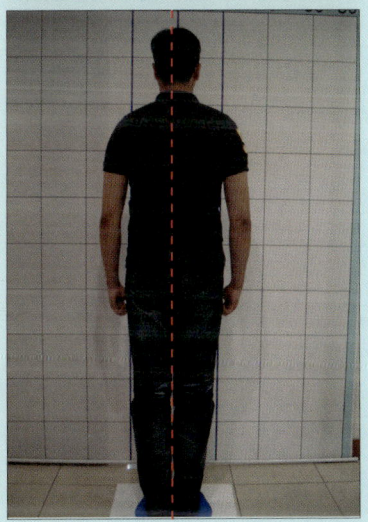 |
| ① 전체적으로 자세가 왼쪽으로 기울어져 있다.<br>② 머리가 왼쪽으로 기울어져 있다.<br>③ 오른쪽 어깨가 왼쪽 어깨보다 높았으며 골반이 약간 시계방향으로 돌아가서 엉덩이 중앙의 재봉선이 왼쪽에 치우쳐 있다.<br>④ 오른쪽 다리가 왼쪽 다리보다 훨씬 굵고 다리의 길이도 차이가 있다. | ① 전체적으로 자세가 안정되어 있다.<br>② 머리가 중앙에 위치한다.<br>③ 양쪽 어깨의 높이가 거의 비슷하다.<br>④ 골반이 바로 잡혀 몸통과 좌우 양팔의 간격이 거의 비슷하다.<br>⑤ 양쪽 다리의 굵기가 거의 비슷하다. |

# 수술하지 않고 턱관절 장애를 고친 증례 3

성명 : 최ㅇㅇ
나이 : 46세
성별 : 남

## 초진시 증상

1. 입을 크게 벌릴 수 없다. (최대개구량 23mm)

2. 입을 크게 벌리면 턱관절에서 소리가 난다.

3. 턱과 얼굴의 근육이 뻐근하거나 통증을 느낀다.(그러면 그때마다 양쪽 턱을 마사지해준다고 하였다.)

4. 간혹 입이 잘 안 벌어지는 경우가 있다.

5. 평소에 가만히 있을 때나 단단하지 않은 음식을 먹어도 턱관절에 통증을 느낀다.

6. 평소에도 어금니를 꽉 무는 습관이 있다.

7. 한쪽으로만 음식을 씹는 습관이 있다.

8. 항상 두통이 있고 뒷목과 어깨가 아프다.

9. 충분한 수면을 취한 뒤에도 피곤함을 느낀다.

**치료전의 구강 모습**

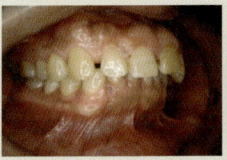 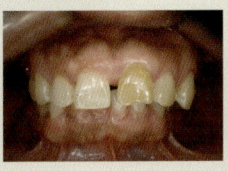 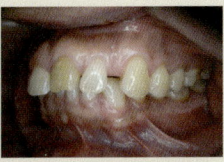

① 입을 다물었을 때 하악중절치의 중심선이 상악 중절치의 중심선보다 1mm가량 오른쪽에 위치한다.
② 하악전치가 거의 보이지 않을 정도로 상악 전치부가 하악전치부를 깊게 덮고 있다.

**치료후의 구강 모습**

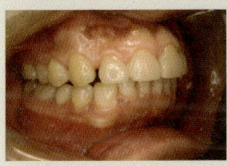 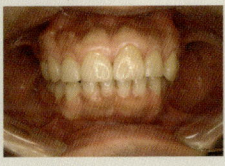 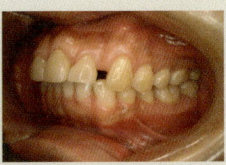

① 입을 다물었을 때 상하악 중절치의 중심선이 거의 일치한다.
② 상악 전치부가 하악전치부를 정상적으로 2mm가량 피개하게 되었다.

## 치료 경과

심한 피개 교합을 가진 환자로 아래턱이 뒤로 많이 밀려들어가 있는 상태로 판단되어 아래턱을 전방으로 재위치시키는 장치를 구강내에 장착하였다.

2주일 경과 후 내원 하였을 때 환자는 여태까지 못 느꼈던 편안함을 느꼈으며 어깨에 메고 다니던 납덩이를 내려놓은 기분이라고 표현하였다.

항상 목과 어깨가 아파서 단지 업무 때문에 과로를 해서 그런 것으로 생각하고 있었는데 턱관절 교정장치를 구강내에 끼기만 했는데도 이런 효과기 나타날 줄은 전혀 몰랐다고 하였다.

약 3주일 경과 후에는 최대로 입을 많이 벌렸을 때 상하악 전치부 간의 거리는 32mm로 증가되었으며 입을 크게 벌려도 턱관절이 아프지 않고 소리도 많이 줄었다고 하였다.

직업상 교정을 할 수 있는 여건이 안된다고 하여 그대신 치아위에 레진을 올려 교합을 높이는 방법을 사용하였으며 보철로 마무리 하였다.

약 8개월 후에는 두통이나 목, 어깨, 등의 통증을 비롯한 거의 모든 증상이 사라지고 최대로 입을 벌렸을 때 상하악 전치부 간의 거리가 45mm로 증가 되었다.

| 치료전의 모습 | 치료후의 모습 |
|---|---|
| 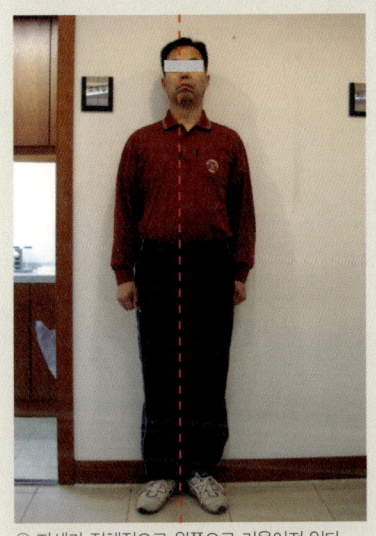 | 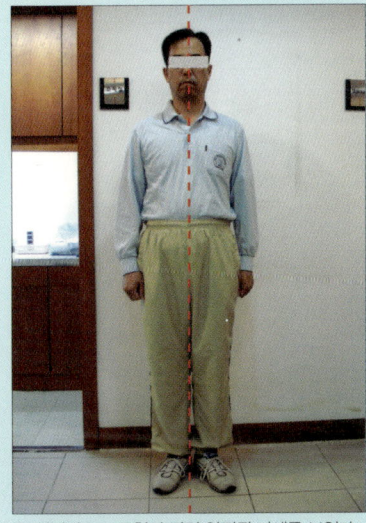 |
| ① 자세가 전체적으로 왼쪽으로 기울어져 있다.<br>② 머리가 오른쪽으로 기울어져 있다.<br>③ 오른쪽 어깨가 왼쪽 어깨보다 높다.<br>④ 골반이 시계방향의 반대방향으로 돌아가서 왼손이 잘 보이지 않는다. | ① 전체적으로 균형이 잡혀 안정된 자세를 보인다.<br>② 머리가 정중선 상에 위치한다.<br>③ 양쪽 어깨의 높이가 거의 비슷하다.<br>④ 아직도 왼손이 약간 덜 보이긴 하나 골반의 방향이 거의 정상에 가깝게 개선되었다. |
| 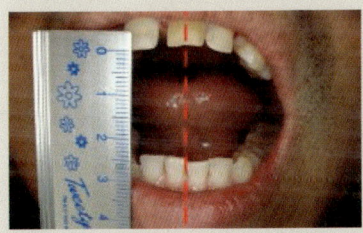 | 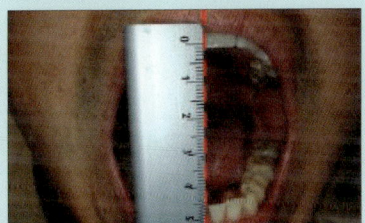 |
| 입을 벌렸을때 아래턱이 왼쪽으로 이동되면서 하악중절치의 중심선이 상악중철치의 중심선 보다 약 4mm 가량 왼쪽으로 위치하였으며 최대 개구량은 23mm 였다. | 입을 벌렸을때 상하악 중절치의 중심선이 거의 일치하였으며 최대 개구량은 45mm 까지 증가하였다. |

# 수술하지 않고 턱관절 장애를 고친 증례 4

성명 : 박○○
나이 : 24세
성별 : 여

### 초진시 증상

1. 우측턱관절에 통증이 있다.

2. 뒷목이 땡기고 아프다.

3. 음식을 먹을 때 우측 볼을 자꾸 씹게 된다.

4. 만성 피로 증후군이 있다.

5. 소리에 매우 민감하고 특히 시끄러운 소리에 어지러움증을 느낀다.

6. 귀지가 많이 나온다.

7. 여드름이 많다.

8. 전신이 다 아프다.

9. 특히 발바닥이 매우 아프다.

10. 한숨이 많다.

11. 집중력이 떨어진다.

12. 교합이 잘 맞지 않아서 음식을 잘 씹을 수 없으며 그 결과 체중이 감소하였다.

### 치료 경과

불규칙한 치열과 불안정한 교합평면을 해소하기 위하여 스프린트 기능과 교정기능이 복합된 가철성 교정장치를 구강내에 장착하였다.

상악에는 좁은 V자형 악궁을 가철성 교정장치를 이용하여 U자형 악궁으로 만들어주고 하악은 Ⅲ급 부정교합(ClassⅢ) 경향을 보이므로 제1대구치를 후방으로 이동시켜 상하악의 Key를 맞춰준 뒤 1:2교합을 형성시켜 주었다.

약 2개월 경과후 거의 모든 증상이 완화되었으며 약 1년 경과후에는 정상적인 교합평면과 1:2교합을 형성해줌으로 모든 증상이 완전히 소실되었다.

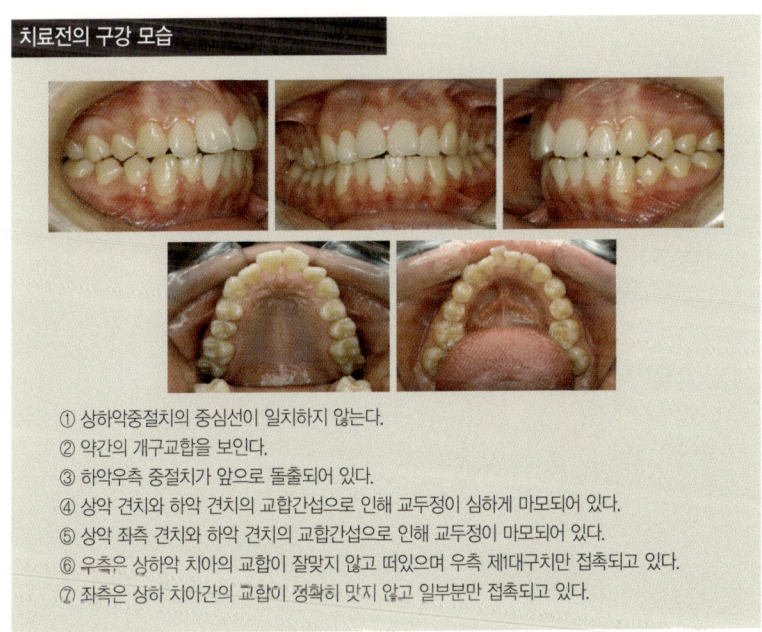

치료전의 구강 모습

① 상하악중절치의 중심선이 일치하지 않는다.
② 약간의 개구교합을 보인다.
③ 하악우측 중절치가 앞으로 돌출되어 있다.
④ 상악 견치와 하악 견치의 교합간섭으로 인해 교두정이 심하게 마모되어 있다.
⑤ 상악 좌측 견치와 하악 견치의 교합간섭으로 인해 교두정이 마모되어 있다.
⑥ 우측은 상하악 치아의 교합이 잘맞지 않고 떠있으며 우측 제대구치만 접촉되고 있다.
⑦ 좌측은 상하 치아간의 교합이 정확히 맞지 않고 일부분만 접촉되고 있다.

**치료후의 구강 모습**

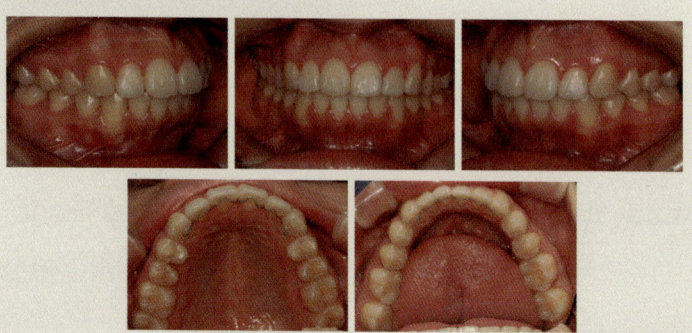

① 상하악 중절치의 중심선이 정확하게 일치한다.
② 전치부의 개구교합이 완전 소실되고 상악전치가 하악 전치를 정상적으로 2mm정도 피개하고 있다.
③ 견치부터 제2대구치까지 정확하게 1:2교합을 형성해 줌으로써 교합간섭(음식을 씹을 때 치아가 부딪히는 현상)이 소실되었다.
④ 상하악 악궁이 이상적인 U자형 악궁을 이루고 있다.

| 치료전의 모습 | 치료후의 모습 |
|---|---|
| 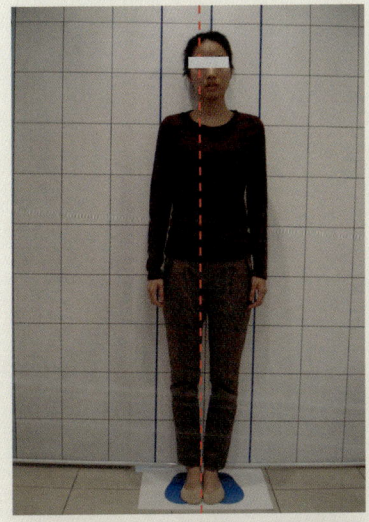<br>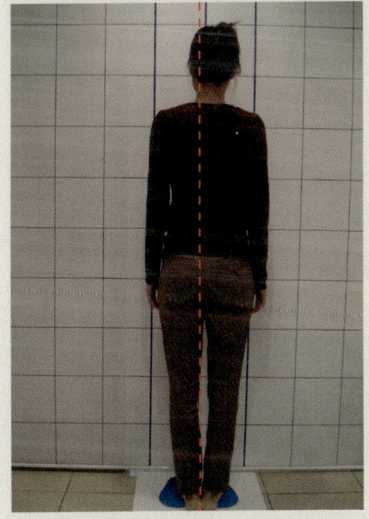 | 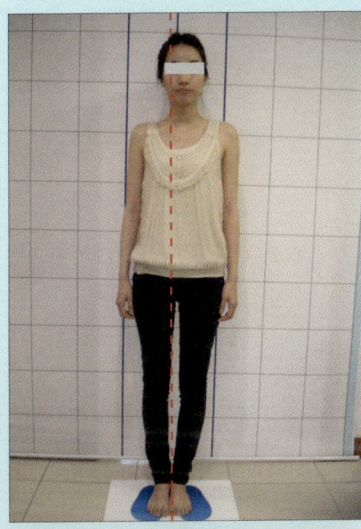<br>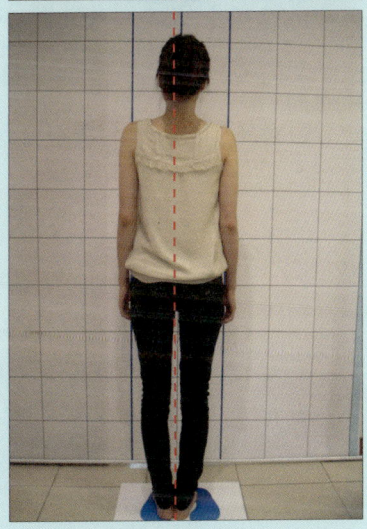 |
| ① 머리가 오른쪽으로 기울어져 있다.<br>② 왼쪽 어깨가 오른쪽 어깨보다 높다.<br>③ 왼쪽 골반이 오른쪽보다 높다.<br>④ 왼쪽 다리가 오른쪽 다리에 비해 휘어있다. | ① 머리가 정중선상에 위치한다.<br>② 아직도 왼쪽 어깨가 오른쪽 어깨보다 높다.<br>③ 좌우 골반의 높이가 비슷하다.<br>④ 아직도 왼쪽다리가 오른쪽나리에 비해 휘어있다. |

# 수술하지 않고 턱관절 장애를 고친 증례 5

성명 : 박ㅇㅇ
나이 : 39세
성별 : 여

### 초진시 증상

1. 평상시 가만히 있을 때에도 왼쪽 턱관절에 통증이 있으며 말을 오래하면 더욱 심해진다.
2. 왼쪽 턱과 얼굴 근육이 뻐근하고 아프다.
3. 왼쪽 턱과 얼굴주위에 마비감을 느낀다.
4. 아침에 일어나면 턱관절에 통증이나 불편감이 있다.
5. 이갈이가 심하다.
6. 헛구역질이 심하다.
7. 이명이 있다.
8. 눈 주위나 눈속에 통증이 있다.
9. 눈이 침침하다.
10. 왼쪽 눈에 눈꼽이 잘 끼고 눈물이 난다.
11. 밝은 빛을 보면 지나치게 눈이 부시다.
12. 왼쪽 머리가 너무 아프다.
13. 뒷목, 어깨, 팔, 등, 허리, 엉덩이까지 전신이 뻣뻣하고 아프다.

14. 왼쪽 무릎이나 다리가 뻣뻣하고 잘 움직일 수 없다.

15. 발바닥이 아프다.

16. 몸의 자세에 이상이 있다.

17. 걸음걸이에 이상이 있다.

18. 손발이 차다.

19. 충분한 수면을 취한 후에 일어나도 피곤하다.

20. 만성피로증이 있다.

21. 아침에 두통이 있거나 신경이 예민해진다.

22. 집중력이 떨어지고 건망증이 심하다.

23. 소화가 잘 안되고 변비가 심하다.

24. 목에 항상 이물질이 걸려있는 느낌이 있다(매핵기).

### 치료 경과

상하악 악궁이 좁아 악궁을 확장함과 동시에 스프린트기능을 가진 가철성 교정장치를 구강내에 장착하였다. 좁은 악궁을 늘려줌으로써 외상성 교합을 해소시켜주고 하악 구치부의 교합면에 레진을 첨가하여 교합평면을 바로 잡아주었다. 약 1개월 반 경과후 증상이 대폭 개선되었다. 두통을 비롯하여 뒷목, 어깨 등의 통증이 완전히 소실되고 몸의 중심을 잘 잡을 수 있게 되었으며 왼쪽 다리의 통증이 없어져서 잘 걸을 수 있게 되었다. 특히 왼쪽 눈에 눈꼽이 잘 끼고 눈물이 나서 화장을 할 수 없었는데 이제는 마음대로 화장을 할 수 있게되어 너무 기쁘다고 하였다.

약 8개월 경과후 초진시 호소하던 거의 모든 증상이 소실되었다.

### 치료전의 구강 모습

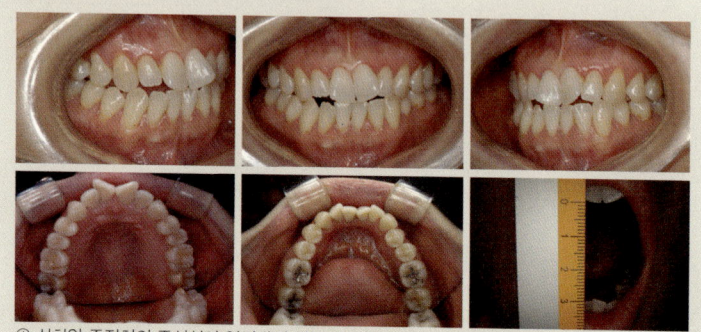

① 상하악 중절치의 중심선이 일치하지 않는다.
② 전치부에 약간의 개구교합(Open Bite)이 보인다.
③ 좌우견치부터 대구치까지 1:1교합으로 인해 외상성교합을 유발하고 있다.
④ 전치부에 공간이 모자라 총생(Crowding)을 보인다.
⑤ 특히 하악의 악궁이 좁은 V자형을 이루고 있다.
⑥ 최대 개구 범위가 30mm이다.

### 치료후의 구강 모습

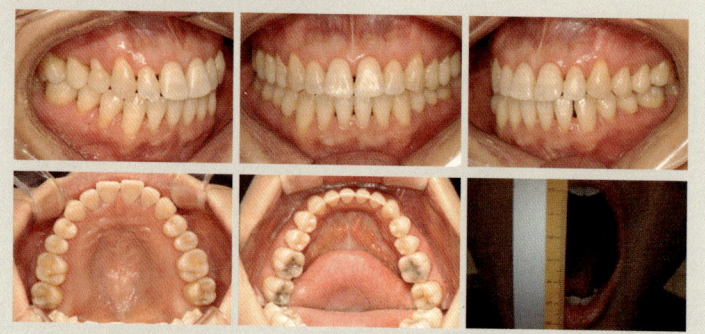

① 상하악 중절치의 중심선이 정확하게 일치한다.
② 전치부의 개구교합이 소실되고 상악전치가 하악전치를 성상적으로 피개하고 있다.
③ 견치부터 제 2대구치까지 청확하게 1:2교합을 형성해 줌으로써 교합간섭이 완전히 소실되었다.
④ 최대개구량은 46mm이다.

| 치료전의 모습 | 치료후의 모습 |
|---|---|
| 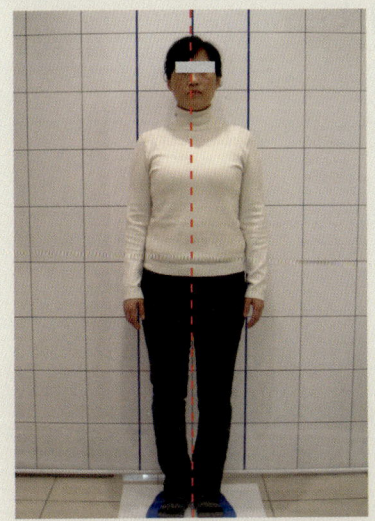 | 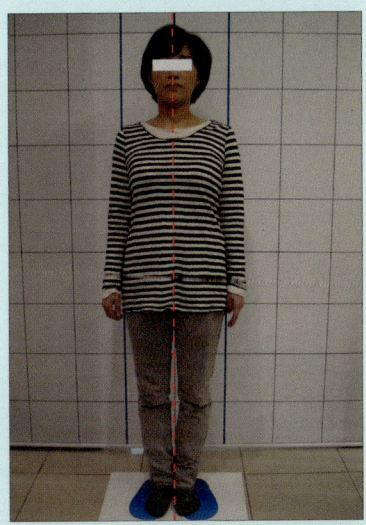 |
| 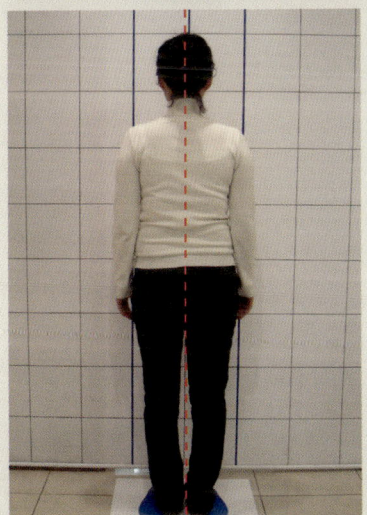 | 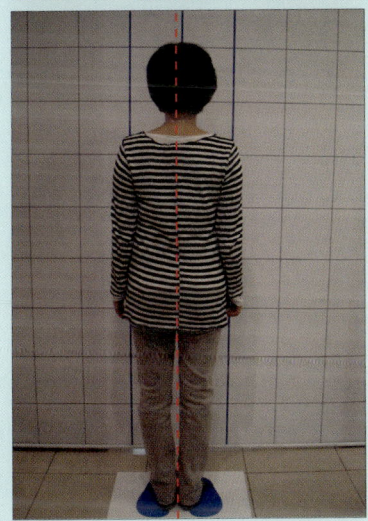 |
| ① 전체적인 자세가 약간 왼쪽으로 기울어져 있다.<br>② 왼쪽 어깨가 오른쪽 어깨보다 높다.<br>③ 오른쪽 팔이 왼쪽 팔보다 길다.<br>④ 두 다리가 많이 휘어있다.<br>⑤ 오른쪽 무릎이 왼쪽 무릎보다 높다. | ① 전체적인 자세가 바르다.<br>② 아직도 오른쪽 어깨가 약간 높은 느낌이 있다.<br>③ 오른쪽 다리는 많이 펴진 반면 왼쪽 다리가 아직도 약간 휘어있다.<br>④ 두 다리 사이의 간격이 좁아졌다. |

# 수술하지 않고 턱관절 장애를 고친 증례 6

성명 : 심ㅇㅇ
나이 : 57세
성별 : 여

## 초진시 증상

1. 입을 벌리거나 다물 때 턱관절에서 소리가 난다.
2. 가끔 두통이나 편두통이 있다.
3. 뒷목, 어깨 등이 뻣뻣하고 아프다.
4. 가끔 팔이 뻣뻣하고 아프거나 잘 움직일 수 없다.
5. 담이 잘 결린다.
6. 요가를 할 때 목을 잘 구부릴 수 없다.(쟁기자세가 안된다.)

## 치료 경과

  2급 부정 교합(Class II Division)의 교합을 가지며 교합평면이 왼쪽으로 틀어져 있어 교합 교정 장치(Bionator)를 구강내에 장착하였다.
  교합고경을 높이기 위하여 기존의 금관으로 되어있는 하악 좌우 제1대구치를 레진 크라운으로 대치하였다.
  약 4개월 후 두통을 비롯한 그 밖의 증상이 소실되었으며 요가를 할 때 할 수 없었던 쟁기자세가 가능하게 되었다고 하였다.

### 치료전의 구강 모습

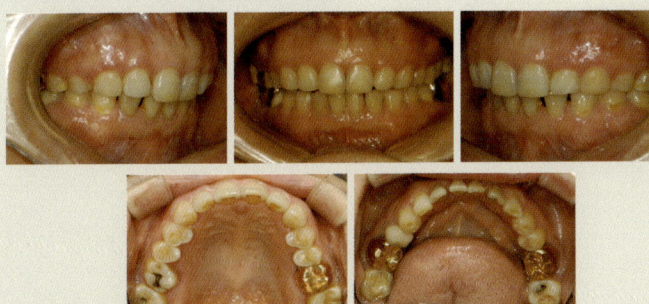

① 하악중절치의 중심선이 상악에 비해 약 2.5mm가량 우측으로 틀어져 있다.
② 상악중절치의 경사가 거의 수직에 가깝다.
③ 상악전치부가 하악전치부를 많이 피개하여 전치부가 마모되었다.
④ 우측은 1:1교합을, 좌측은 1:2 교합을 가지고 있다.
⑤ 전형적인 2급 1류 부정교합(Class II Division I)의 교합을 가지고 있다.
⑥ 상하악 악궁이 좁은 V자형 악궁을 보인다.

### 치료후의 구강 모습

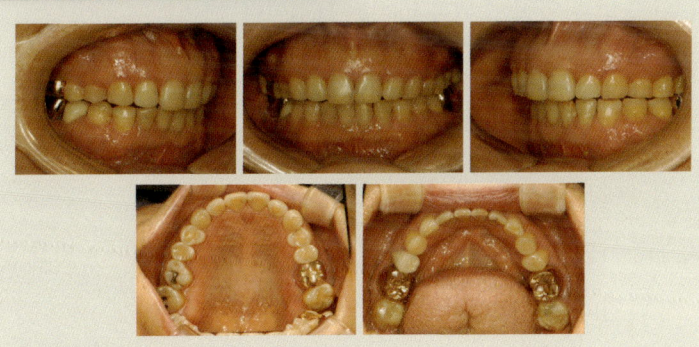

① 상하악 중절치의 중심선이 정확하게 일치한다.
② 완벽한 1:2교합을 형성해 주지 못하였으나 치료전 보다는 훨씬 개선되어 교합간섭이 소실되었다.
③ 합 고경을 높혀 줌으로써 얼굴모습이 개선되었을 뿐 아니라 턱관절 장애의 증상이 크게 개선되었다.
④ 상하악 악궁이 확장되고 이상적인 U자형 악궁을 이루고 있다.

# 수술하지 않고 턱관절 장애를 고친 증례 7

성명 : 최ㅇㅇ
나이 : 44세
성별 : 여

### 초진시 증상

1. 가끔 입이 잘 벌어지지 않는 경우가 있다.
2. 왼쪽 턱관절 주위의 근육이 아프다.
3. 왼쪽 턱과 얼굴 근육이 뻐근하거나 통증을 느낀다.
4. 왼쪽 턱과 얼굴 주위가 마비된 느낌이다.
5. 아침에 일어나면 왼쪽 턱관절에 통증이나 불편감이 있다.
6. 단단한 음식을 씹으면 턱관절에 통증을 느낀다.
7. 위아래 치아가 잘 맞지 않는다.
8. 두통이 심하다. (뇌에 이상이 있는 것으로 생각되어 MRI촬영까지 하였다고 함.)
9. 눈이 침침하다.
10. 뒷목으로부터 시작하여 어깨, 등, 허리까지 전신이 뻣뻣하고 아프다.
11. 만성 피로증이 있다.
12. 가끔 왼쪽 팔과 손이 저리다.

13. 지나치게 걱정을 많이 한다. (턱관절 증상이 심해진 이후로 더욱 심해졌다고 함.)
14. 몸의 자세에 이상이 있다.
15. 담이 잘 결린다.
16. 우울증이 심하다. (작은 일에도 잘 운다.)

## 치료 경과

하악중절치의 중심선이 상악중절치의 중심선에 비해 약 0.5mm가량 왼쪽으로 틀어져 있으며 하악 전치부의 절단면이 상악 전치부의 설측면과 접촉하여 외상성 교합상태를 보이므로 이를 해소해주기 위하여 교합 교정 장치(Bionator)를 장착하여 하악을 전방으로 유도하고 상하악 중절치의 중심선을 맞춰주었다.

약 2주후 두통이 완전 소실되고 나머지 증상도 많이 개선되었다.

환자가 내원 시마다 구치부의 교합평면의 평형을 맞추기 위하여 교합면에 레진을 첨가하여 주었다.

약 2개월 후 초진시 호소하던 거의 모든 증상이 소실되었으며 특히 심한 우울증 증상이 완전히 개선되었다.

**치료전의 구강 모습**

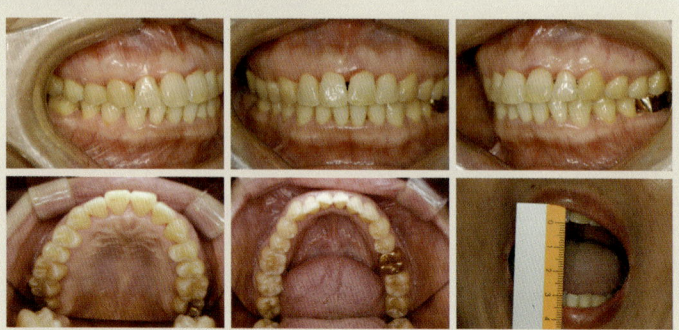

① 상하악 중절치의 중심선이 일치하지 않는다.
② 상하악 전치부가 외상성교합으로 인해 심하게 마모되어 있다.
③ 하악의 교합평면이 전치부에서 구치부쪽으로 좌측에서 우측으로 경사져 있다.
④ 상하악 악궁이 좁은 V자형 악궁을 보이고 있다.
⑤ 최대 개구 범위가 28mm이다.

**치료후의 구강 모습**

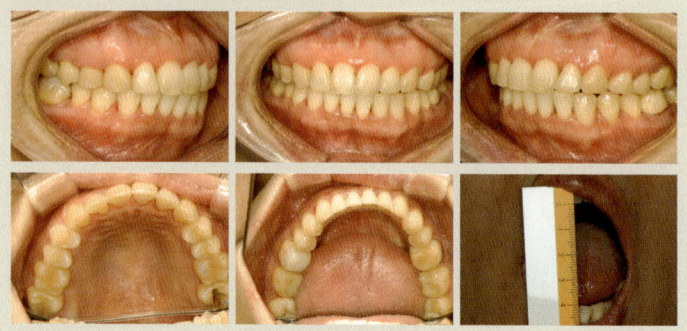

① 상하악 중절치의 중심선이 일치한다.
② 상하악전치부의 외상성 교합이 완전히 해소되었다.
③ 교합평면의 전후좌우가 평행을 이룬다.
④ 상하악 악궁이 이상적인 U자형 악궁으로 변하였다.
⑤ 최대 개구 범위가 40mm로 대폭 증가하였다.

PART
9

# 수술하지 않고
# 턱관절 장애를 고친 체험수기

# 고통의 악순환을
# 턱관절 치료로 끊어

성명 : 서ㅇㅇ  나이 : 26세 성별 : 남

저는 오랫동안 몸이 불편했던 사람입니다. 어린시절부터 잘못된 자세와 습관으로 인해 어깨 결림이나 목에 통증을 느끼게 되었고 원인을 잘 모르는 저로서는 수많은 병원을 오고 가며 오랜 시간동안 여러 가지 치료를 반복하였습니다.

학생으로서 부담을 가질 수밖에 없는 많은 시간과 비용을 소모할 수밖에 없었던 것입니다. 예를 들면 과거 1년 동안은 한의원을 다니면서 한의원의 처방에 따라 한약과 물리치료를 병행하였지만 치료를 받을 당시에만 약간 호전되었을 뿐 근본적인 원인은 해결이 되지 않아 고통의 악순환이 반복되었습니다.

치료비용의 압박뿐만 아니라 병원을 끊임없이 오가며 받았던 스트레스는 지금도 생각하면 후회가 막심합니다.

저의 주된 증상은 턱이 덜그럭 거리고 장시간 턱을 벌리고 있으면 턱이 닫혀지지 않는 것이었습니다. 그리고 저 스스로는 못 느꼈지만 사진을 찍어서 보면 몸이 한쪽으로 틀어지거나 목이 위로 치켜져 있는 등 몸의 밸런스가 맞지 않은 모습을 보았습니다.

이렇게 무엇 하나 해결되지 못한 채 많은 병원을 오고 가며 시간과 비용을 들였지만 남는 것은 없이 고통의 연속 뿐이었습니다. 근본적인 원인을 모른 채 상황이 악화되는 것만 막기 위해서 전전긍긍하며 보낼 수밖에 없었던 것입니다.

운이 좋았다고 할까요. 그러다가 우연히 한만형 원장님을 만나게 되었습니다. 원장님의 말씀을 듣고 보니 '내가 그동안 쓸모없는 짓을 하며 시간과 비용을 낭비하였구나.' 하는 생각이 들더군요.

원인은 턱관절이었습니다. 턱관절에 문제가 생겨 교합평면이 맞지 않았던 저는 그로 인해 몸이 한쪽으로 기울어지고 머리가 위로 치켜 올라가는 등 온 몸에서 문제가 발생하고 있었던 것입니다. 저는 제 몸 이곳저곳에서 비명을 지르던 이러한 고통의 원인이 턱관절임을 전혀 알지 못했습니다. 그런 채로 분야가 다른 각종 병원을 오고가며 그곳에서의 제각기 다른 주장으로 인해 저의 눈이 가려진채 많은 것을 허비한 셈이었습니다.

솔직한 심정으로 아깝고 후회가 되었습니다. 좀 더 빨리 알았더라면 원인을 해결하여 문제가 악화되는 것을 방지 할 수 있었을 텐데…. 그리고 그로인해 나의 소중한 시간과 돈을 절약할 수 있었을 텐데 라고 말입니다. 하지만 한편으로는 기뻤습니다. 이제 원인을 알았으니 치료를 통해 이 고통의 악순환에서 벗어날 수 있을 것이라는 희망을 가지게 되었으니까요.

치료를 들어가기 전에 설문과 함께 저의 사진을 찍었는데 저의 모습을 보고 놀랄 수밖에 없었습니다. 몸이 한쪽으로 심하게 휘어졌고 어깨는 왼쪽으로 쳐졌으며 목은 부자연스럽게 위로 올라가 있고 몸의 균형이 상당히 맞지 않았던 것입니다. 저는 평소에 자연스럽게 행동하는 모습으로 찍었던 사진 속에서도 저의 모습은 불편하고 부자연스러워 보이더군요.

턱관절 치료에 대한 시급함을 저로서도 느낄 수 있었습니다. 그렇게 생전 처음 턱관절 교정기를 끼고 2주에 한번씩 내원을 하여 상태를 파악하는 것으로 저의 치료는 시작되었습니다.

교정장치를 끼고 있으면 번거롭다는 느낌도 살짝 있었지만 그런 불편함도 잠시 턱관절 교정장치를 끼고 있을 때가 장치를 하고 있지 않을 때 보다 상당한 편안함과 안정감을 주는것을 느낄 수 있었습니다. 이렇게 단시간에 호전 될줄을 상상도 못했던 저에게 원인이 해결 되어가고 있다는 기쁨은 이루 말할 수 없을 정도였습니다. 일종의 해방감이었습니다. 그렇게 장시간 동안 저를 괴롭혀 오던 목의 통증이나 어깨 결림이 사라지고 몸의 균형이 안정을 되찾아 가고 있었으니까요.

교정장치를 사용할수록 점점 더 좋아지는 몸의 상태를 느낄 수 있었습니다. 장시간 책상 앞에서 시간을 보낼 수밖에 없었던 졸업을 앞둔 대학생인 저에게 목의 통증은 집중력을 상당히 저하 시키는 요인이었습니다. 무엇보다 중요한 것은 그동안 다녔던 병원에서는 통증이 발생하는 원인 보다는 당장 지금 발생하는 부위의 통증을 억제하는 것이 치료의 목적이었던 것에 반해 저는 통증의 해소는 물론 근본적으로 잘못되어 병을 부르는 원인인 턱관절의 교정을 통해 원인을 해결했던 것입니다.

　원인이 해결되고 저를 끊임없이 괴롭히던 각종 부위의 고통들이 사라지니 행복감을 느낄 수 있었고 '턱관절 치료를 끝까지 받고 나면 고통에서 벗어날 수 있겠구나.' 라는 확신과 믿음이 생기게 되더군요.

　예전 상태와는 확실히 다르다는 것을 저 스스로 몸의 반응을 통해 잘 알 수 있었습니다. 그렇게 병원을 다니며 중간 과정의 하나로 다시 사진을 찍은 저의 모습을 보니까 처음과는 비교도 안될 정도로 좋아진 모습이었습니다.

　이미 고통이 사라지고 가벼워진 몸을 통해 느끼고 있었기에 의심할 여지는 없었지만 처음 사진과 비교되는 현재 모습을 통해 단기간에 균형을 찾은 것을 보고 놀랄 수밖에 없었습니다. 처음의 사진과는 달리 왼쪽 어깨와 오른쪽 어깨가 균형을 맞추고 있었고 불편한 듯이 위로 올라가 있던 목도 반듯이 정면을 바라보고 있었습니다. 또한 길이가 달랐던 다리가 맞는 것을 보니 신기하기까지 하더군요.

　치료가 마무리 되어가는 이 시점에서는 턱관절로 인해 저를 괴롭혔던 고통들은 이미 사라진지 오래고 편안하게 저의 일상생활을 영위 할 수 있게 되었습니다.

　우리 주위에는 실제로 저처럼 고통의 원인이 턱관절 때문인지 몰라 그대로 방치하여 고통을 받고 있는 사람들이 많다고 합니다. 저 또한 고통의 원인이 턱관절 때문이라는 것을 모른 채 움직이는 종합병원이라 불릴 정도로 많은 병을 키우며 이 병원 저 병원을 오고 가며 시간과 비용을 낭비하였습니다.

　제가 이 글을 쓰는 이유도 턱관절로 인해 고생하시는 분들과 고통을 나누고 싶은 마음 때문이며 정확한 원인을 파악하고 치료를 받으시라는 말씀을 드리고 싶기 때문입니다.

　저는 먼 길을 돌아 지금은 고통의 악순환을 끊었지만 턱관절의 중요성에 대한 명확한 인식을 가지고 치료한다면 좀 더 적은 비용과 시간을 들여 원인을 해결 할 수 있을 것입니다. 아울러 턱관절에 대한 중요성을 인식시켜 저를 고통에서 벗어나게 해주신 한만형 원장님께 이 글을 빌어 감사의 말씀을 전해 올립니다.

# 턱 통증과 온갖 디스크 증상 턱관절 치료로 해소

성명 : 임ㅇㅇ  나이 : 27세  성별 : 남

　고교시절 건강한 몸을 가지고 있던 저는 어느 순간부터 알 수 없는 통증이 주기적으로 생겼습니다. 처음에는 턱 통증으로부터 시작하여 뒷목의 당김, 어깨의 결림, 손이나 팔의 저림 증상, 허리의 통증을 거쳐 두통에 이르는 연관성이 없어 보이는 증상들이 주기적으로 나타났습니다.

　이러한 통증으로 인해 잠자리에 누워도 한 두 시간은 기본으로 뒤척이게 되고 충분한 휴식을 취하지 못해 만성적인 피로에 시달리게 되었고 대학 졸업 후 직장에 취직하여서는 스트레스를 감당하다 보니 더욱 심해졌습니다.

　처음에는 피로에 의한 스트레스 때문에 일어나는 증상으로 생각히여 휴식을 취해보았지만 완화되지 않았습니다. 또한 디스크 증상과 유사하여 병원을 찾아보기도 여러 번, 그러나 대부분의 경우 특별한 원인 없이 나타나는 증상으로 진단되었고, 그에 따라 물리치료, 침구치료 등을 받아보았으나 호전되는 것은 그때뿐 시간이 지나면 다시 원상태로 돌아왔습니다.

　직장을 다니다가 우연히 턱관절 쪽의 통증이면 치과에 가보라는 지인의 말을 듣고 찾아간 치과에서 한만형 원장님을 뵙게 되었고 위에서 겪었던 모든 증상들이 교합이 맞지 않아 몸의 균형이 어그러져서 생겼다는 설명을 듣고 치료를 시작하게 되었습니다.

원장님께서 설명을 위해 보여주신 거울속의 제 모습에서 처음으로 몸의 균형이 맞지 않음을 알게 되었습니다. 보기 흉하게 기울어진 어깨와, 거북이처럼 앞으로 구부러진 목, 길이가 서로 다른 팔등 전체적으로 비대칭으로 보이는 모습은 제겐 상당히 충격이었습니다.

처음에는 '턱이 잘못 되었다고 해서 몸이 이렇게까지 될까.' 라는 의문이 있었습니다. 하지만 6kg에 가까운 머리의 무게를 조그마한 목뼈가 받치고 있고 이의 균형을 턱이 유지하고 있는데 만약 턱관절이 조금이라도 틀어졌을 경우 당연히 머리의 무게중심이 맞지 않아 몸의 균형이 틀어진다는 선생님의 설명을 듣고 이해가 되었습니다.

제 경우 상악의 치아 1개가 없어 상악궁이 작고 하악궁이 큰 상태여서 악궁을 내측에서 늘려주는 교정 치료가 시작되었습니다. 치료 초기 밥 먹기도 불편하고 간격을 늘리는 과정에서 약간의 고통도 있었지만, 과정이 진행 될수록 위에서 보였던 증상들이 40%이상 감소하게 되었습니다.

7개월여 후 악궁의 크기가 확보됨에 따라 와이어 교정으로 전환하면서 치열이 고르게 배열되기 시작하였습니다. 치료가 진행되면 될수록 그 동안 고생해왔던 증상들이 70% 이상 완화 되었고 평소에는 하지 못 했던 앞니로 베어 먹는 것이 가능해 졌을 땐 기쁨의 눈물을 흘리기도 하였습니다.

  교정이 상당히 진행 되어 온 지금은 증상들의 85% 이상 호전되었고 저작기능이 좋아져 식생활이 개선되어 비만이었던 체중도 많이 감소하게 되었습니다. 물론 앞으로 많은 과정들이 더 남아 있기는 하지만 원장님의 치료를 믿고 진행하다 보면 99% 이상 완치가 될 것이라는 확신을 갖게 되었습니다.

  우리나라에서 목 디스크로 오인하는 턱 관절 이상이 상당수 되는 것으로 알고 있습니다. 저는 다행히도 전문가이신 한만형 원장님을 만나 뵙게 되어 적절한 치료를 받았지만 그러지 못한 사람들이 더 많을 것이라 생각합니다. 개인적인 생각이지만 교합전문의가 늘어나 좀 더 많은 사람들이 증상의 원인을 정확히 판단하여 치료를 받을 수 있는 환경이 되었으면 좋겠습니다.

  처음에는 교정이라는 치료가 단순히 심미적인 부분에 국한된 것이라고 생각 하고 있었지만 원장님의 도움으로 치료와 함께 인식이 바뀌게 되어 한만형 원장님께 감사드립니다.

# 20년 넘게 지병으로 알고 지내온 세월 아쉽고 서글퍼

성명 : 최○○  나이 : 48세  성별 : 남

저는 큰 병 한번 걸린 적 없이 항상 건강하게 운동하고 걷고 뛰고 생활하는 활동적인 48세 중년 남자입니다.

언제부터인지는 모르지만 20년 넘게 턱 악관절로 항상 턱이 좌·우로 움직이고, 턱에서 소리가 나고, 오징어 같은 딱딱하고 질긴 것을 먹으면 턱이 아픈 증세가 있었습니다.

여러 군데 병원에서 치료 받으려 가면 수술을 해야 치료가 가능하며, 수개월 넘게 턱을 고정시켜야 한다고 합니다. 수개월간 턱을 고정시킨 상태로 직장 생활을 하기 어려워 치료를 못받고 있던 중 제 자식 치아 교정 때문에 한만형 치과를 방문하여 한만형 원장님과 상담을 하던 중 저의 턱 악관절 치료도 가능하다고 하여 반신반의하에 치료를 하여 벌써 2년이 넘게 지났습니다.

직장에서 받는 스트레스에서 생기는 것으로 알았던 증세, 항상 어깨 한쪽이 올라와 있는 자세, 차렷 자세를 취하면 옆으로 쏠리는 자세, 좌측 어깨와 팔뚝의 저림, 손끝과 발가락의 시림, 목 뒤가 뻣뻣해지고 머리가 아픈 두통기, 양쪽 다리의 뻐근한 증세가 턱 악관절에서 유발되었다는 사실을 한만형 원장님과 상담을 하면서 알게 되었습니다. 상담 후 엑스레이와 일반사진을 찍어보니 저의 아래턱이 위턱보다 안으로 들어갔고 윗니와 아랫니가 서로 맞지 않고 혀가 안쪽으로 들어가 있는 상태였으며 어깨도 한쪽이 위로 올라와 수평을 이루고 있지 않았습니다. 이렇게 20년 넘게 살아왔던 것입니다.

20년 넘게 단순히 지병으로 알고 지내온 시절이 아쉽고 서글펐지만, 한만형 원장님이 제시한 치료 방법대로 마우스를 제작하여 턱을 고정시키고 어금니 위에 레진을 올려서 아래턱이 앞으로 나오게 하여 안쪽의 기도와 목 신경을 누르고 있던 것을 안 누르게 잡아주니 아프던 저의 증세가 깜쪽같이 사라졌습니다.

저의 증세를 가장 완벽하게 완치할 수 있는 방법으로 한만형 원장님이 마우스 착용과 치아 교정을 동시에 적용하여 치료하면 단기간 내 이상없이 치료를 마칠 수 있다고 말씀하여 주셨지만, 저의 사회 생활을 생각해 볼 때 상대방과 하루 종일 대화를 나누면서 업무를 해야하는 상황을 고려하여 외부에 노출되는 약점을 없애기 위해 치아를 잡아주는 치아 교정은 할 수 없고 대신 마우스 착용과 어금니 위에 레진을 올리는 방법을 선택하였습니다.

레진을 한번 올리면 1개월 이상 유지되지만, 식사를 하다보면 깨지기 때문에 치료 초기에는 1주일마다 치과에 가서 레진 보강을 하였습니다. 그러다가 3개월 정도 지나면서 1개월에 한번씩 레진 보강을 하였고, 6개월 지나서부터 지금까지는 3개월에 한 번 씩 레진 보강을 하고 있습니다.

마우스 착용은 치료 초기에는 방문자를 안 만나는 시간과 점심시간을 이용하여 사무실에서는 약 3시간 정도 착용하였고, 퇴근해서는 6~8시간 정도 착용하였습니다. 이후 6개월 정도 지나서는 일하는 낮에는 사무실에서 점심 먹고 1시간 정도 착용하고, 퇴근해서는 잠잘 때 6시간 정도 착용하고 있습니다.

치료비는 최초 한 번에 지불하고 지금까지 수 십차례 애프터 서비스를 받고 있으며, 치과에 갈 때마다 다정하게 맞아주는 간호사들의 친절한 안내를 받고 있습니다.

치료를 받은지 6개월 정도 지나니 아프던 증세도 없고 자세도 반듯해져 치료를 받을 필요는 없지만 불안한 마음과 주기적인 관리를 위해 치과를 계속 찾아가고 있습니다.

마우스 착용과 어금니 위에 레진을 올리는 치료를 시작한지 1주일 정도 지나면서 아프던 증세가 없어지고 점점 더 좋아지는 몸의 상태를 느낄 수 있었습니다. 장시간 책상에 앉아서 PC와 함께 일하고 일과 이후 운동하고 방문자와 대화를 나누어도 자신감 있는 행동을 할 수 있고 상대방 눈을 똑바로 쳐다보면서 대화를 할 수 있는 자신감도 생겨 기분이 좋았고 이빨에 힘이 들어가니 손의 악력이 보다 강해짐도 스스로 느낄 수 있었습니다. 더구나 두통기가 없어져 업무의 집중력이 높아져 업무의 성과도 크게 높았습니다.

치료가 마무리 된 시점에서는 턱 악관절로 인해 저를 괴롭혔던 모든 고통들은 모두 사라졌고 편안하게 일상생활과 사회생활을 영위

할 수 있게 되었습니다.

  저처럼 고통의 원인이 턱 악관절 때문인지 몰라 그대로 방치하여 고통을 받고 있는 사람들이 많다고 들었습니다. 그래서 제가 이 글을 쓰는 것은 턱 악관절을 제대로 알고 저렴한 가격으로 완벽한 치료를 받을 수 있는 길을 알려주기 위해서입니다.

  저는 오랜 시간 아픔을 지병으로 알고 살았지만 한만형 원장님을 알고 치료를 받아 지금은 편하고 기쁘게 사람들을 만나고 있습니다. 저를 고통에서 벗어나게 해주신 원장님께 진심으로 감사 드립니다.

# 좋다는 병원, 한의원 다 찾아 다니다가 한만형 치과 찾아

성명 : 박ㅇㅇ   나이 : 26세   성별 : 여

삼년 전 즈음부터, 이상하게 자고 일어났는데도 아침에 개운하지 못했고, 오른쪽 편두통이 너무 심했습니다. 어느날 부턴가 항상 건물 용접을 하는 것과 같은 큰 소음으로 인해 잠에서 깨곤 했었습니다. 그런데 그 소음이 제 귀에서 가깝게 들려오는 것을 알았고, 저는 그 소음이 바로 제가 이빨을 가는 소리였다는것을 알았습니다. 그리고 치과 검진으로 턱관절 장애라는 진단을 받게 되었습니다.

처음에는 이갈이 증상 외 크게 육안으로 발견되는 다른 증상이 없어서, 2년이라는 시간은 평소와 같이 학업에만 열중하였습니다. 그러다가 증상과 통증이 심해지기 시작했고, 심각하게 여기지 않았던 턱관절장애가 이리도 무서울 수 있구나라고 느끼게 되었습니다. 턱관절에서 '딱' 소리가 나는 것은 물론이고, 잦은 두통에 오른쪽 턱관절 주변이 깨질듯 아프기 시작했습니다.

달그닥 거리는 턱 때문에 음식도 제대로 씹을 수 없어, 식사도 거르게 되다보니 체중도 감소하기 시작했고, 공부에 집중도 할 수 없었으며, 반대쪽 턱 과발달로 인해 안면 균형이 이루어지지 않아 변형된 제 얼굴을 보면서 사람들과 만나는 것도 피하게 되고, 싫어졌습니다. 너무 아파 스스로 턱 주변에 뜸도 떠보고, 거꾸로 매달려보기도

하고, 고통에 울다가 지쳐서 잠이 드는 것이 일상이 되었을 정도로 잦아지기 시작했습니다.

처음에는, 서울대학 치과병원을 찾아 치료를 했습니다. 그곳에서는 몇 개월을 고가비용을 들인 장치 한 개를 껴보라 빼보라 하고는, 자로 입이 몇센티 벌어지는지 재어보고, '어떠세요?' 라고 묻는 말에 괜찮아 지는 것 같다고 해야 할지 의문을 가지면서 대답을 망설였던 게 전부입니다.

한 가지 이곳에서 배운 것은 뜨거운 찜질을 하는 것이였는데, 찜질기구를 따로 구입해서 하루에 두 번 정도 하라고 권유했던 것을 저는 너무 아파서, 그것이 마치 해결책이라도 되는 것처럼 집착을 더해 하루에 일곱번, 때로는 열번도 한 적이 있습니다. 순간적으로 따뜻함이 근육의 이완을 돕는 것 같아 찜질을 많이 했었습니다.

서울대병원 치과를 6개월 넘게 다녔는데도 증상이 전혀 호전되지 않아서, 어머니와 저는 다른 병원을 찾아보기에 이르렀습니다. 그러면서 저는 예전에 알게된 척추측만증을 바로 잡기위해 카이로프렉틱 시술을 하는 병원을 찾아 30번의 교정을 받았고 또 디스크 치료를 위해 유명 스포츠선수가 찾아간다는 병원을 다니면서 디스크 주사 치료도 10회, 그외 물리치료 및 운동치료도 3개월을 병행해야 했습니다.

돈은 돈대로, 시간은 시간대로 썼지만 턱관절 통증은 여전했고, 허리도 나아지는 것 같지 않았습니다. 그래서 턱관절장애를 치료한다는 한의원을 찾아가 침 치료를 해보고, 그쪽에서 만들어준 교정장치를 착용했었습니다.

한의원은 이미 서울대병원을 그만 다니기로 하고, 여러병원에서 많은 돈을 써온터라 두 번 가고 그만두었습니다. 여기저기 찾아다녔던 병원으로 인해 오히려 스트레스를 더 받게 되어 턱관절 주변이 경직되는 것 같은 통증이 더 심해졌고, 어깨는 제 아버지께서 팔꿈치로 눌러주셔도 아무런 느낌이 나지 않을 정도로 굳어 있었습니다.

귀에서는 가끔씩 고주파 소리같은 "찌잉"하는 소리가 한쪽에서 다른 쪽으로 통과하듯이 지나치며 눈살을 찌뿌리게 했고, 점점 신경질적으로 변해버렸습니다.

우연히 어머니께서 인터넷 검색을 하시다가 '우리 집 주변에 턱관절 전문으로 하는 의사가 있다.' 라고 말씀하셨고 어렸을적부터 자주 봐왔던 한만형 치과가 그곳이라고 말씀하셨습니다. 이미 여기저기 병원을 다녀보면서 기대가 많이 무너져있었던 터라 사실 어머니께서 가보자고 권유를 계속적으로 하지 않았더라면 저와 한만형 원장님의 인연은 없었을것이라 생각합니다.

원장님께서는 처음 어디가 아픈지 저보고 아픈 곳을 다 표시하라고 하셨습니다. 저는 아픈 곳을 하나하나 점으로 표시하였고, 결과를 보니 점으로 표시 안한 곳이 없었을 정도로 온통 표시가 되어 있었습니다.

처음에 저는 사실 적극적이지 않았었습니다. 기대도 크게 하지 않았었고, 치료 의사도 크지 않았었습니다. 하지만 원장님께서 직접 치료하신 사례들을 보여주시면서 제가 나을 수 있다고 말씀해주셨습니다.

'턱관절로 인해서 목에도 무리가 가고, 그러면서 척추에도 이상이 생겼을 것이다.' 라고 말씀하셨을 때 비로소 제가 '원인보다 그 주변을 해결하려고만 했었구나.' 라고 생각했습니다.

부정교합이 심하기 때문에 우선 교합을 맞추고, 그러면서 턱관절을 제자리로 오게 유도하고, 동시에 통증이 있을 때는 언제든지 물방울 레이저치료를 하라고 권하셨습니다. 제 부정교합은 이가 뒷쪽 어금니 하나만 맞고, 나머지는 다 제멋대로였습니다. 장치를 위, 아래 둘다 착용해야 했습니다. 처음에는 혀를 어디에 두어야할지 참으로 불편했었습니다. 말하기도 불편하고, 끼고 있는 것 자체의 무게가 느껴져서 힘이 들었습니다.

제가 스스로 적었던 통증일지를 보면, 10월 12일 처음으로 장치를 끼고 '여전히 통증은 몇시간 정도 지속되었다'고 적었었습니다.

10월 14일에는 '턱이 아픈지 안 아픈지 의식을 하며 입을 벌려보고 만졌었음'이라고 적혀있었고, '오늘 안 아팠음'이라고도 적혀있었습니다. 10월 17일에는 '콘서트장에 갔었다'고 적혀 있는데, 평소 어깨 뻐근함으로 입지 못했던 가죽 자켓을 입었었는데 '목, 어깨 참을 만 했음. 스트레칭 많이 함.'이라고 적었었습니다.

그리고 정확히 한달이 지난 후에 또 글을 적었었는데, 11월 23일에는 '요근래 턱통증을 못 느끼니까 안 아프다는 착각을 함.'이라고도 적었었습니다. 그리고 12월부터는 제가 사랑니 4개를 모두 발치했었어야 했기 때문에 교정기를 성실히 끼지 못했었지만, 작년 같은 시기와 비교해보면 날씨가 엄청 추웠음에도 불구하고 턱찜질은 안하게 되었다는 것이 크게 달라진 것이라면, 달라진 점이였습니다.

첫번째 장치는 아랫쪽 어금니를 뒤로 밀어주는 장치였습니다. 지금은 어금니 바로 앞에 이빨을 제자리를 찾아간 어금니와 붙이는 장치를 착용하고 있습니다. 상악은 벌려주고 있는 장치를 착용하기 시작해서, 지금은 상악의 모양을 'U'자형의 이상적인 모양으로 만들어주는 역할을 하는 장치를 착용하고 있습니다.

한만형 원장님과 치료를 시작하고 8개월이 되어가는 지금은 자주 찾아가던 병원을 소홀히 갈 정도로, 통증은 거의 없어졌습니다. 물론 아직까지는 치료중이라, 가끔 스트레스가 심하게 있는 일이 있거나, 신경을 써야하는 부분이 있을 때, 우리 모두가 일상생활에서 겪는 것처럼, 목 뻐근함과 턱 부분 통증이 있을 때가 있지만, 이는 2년 전 제가 느끼던 그 통증들과 비교했을 때보다는 훨씬 덜한 통증들입니다. 책도 오랫동안 집중해서 읽고, 친구들과 만나서 웃고 떠들기도 합니다. 그리고 이제는 음식맛을 제대로 알 수 있게 되었습니다.

부정교합이 점차 나아지면서, 떡의 쫄깃한 맛도 알게 되고, 뒤늦게 씹는 재미에 빠져 음식을 맛있게 먹는 방법도 비로소 알아가고 있습니다. 또한 주변 사람들이 턱주변이 부드러워졌다는 말도 해줍니다. 그만큼 강하게 보였던 턱선이 조금씩 자리를 찾아가면서 얼굴형에도 영향을 미치는 것 같습니다. 자주 밝게 웃는 제 모습을 보면서 '내가 원래 우울했던 사람은 아니구나'를 새삼 느끼기도 합니다.

　원장님은 어떠한 외부 치료방법에 대한 강요없이, 직접 연구하시고, 공부하시면서 얻은 지식과 그동안 치료했던 환자들을 바탕으로 저를 치료해주신 덕분에 제가 그나마 더 늦지 않았던 시점에 원장님을 만나 건강을 회복한 것 같아 참으로 행복합니다.

　올바른 때에 맞는 사람을 만나 내 병을 치료할 수 있는 것이 참으로 이루기가 힘들고, 그렇게 되기까지는 많은 시행착오가 있었습니다. 세 글을 읽는 분들은 제발 시간 허비하시는 일 없이, 마음의 상처 더 이상 받지 말고, 원장님께 치료 받아 다시 일상생활에서 원래의 본인의 모습을 찾으시길 바랍니다.

# 만성피로와
# 극심한 좌측편두통 완치

성명 : 박ㅇㅇ  나이 : 39세  성별 : 여

저는 만성피로와 극심한 좌측편두통으로 오래전부터 웃음을 잊고 살았습니다. 이미 30대 중반부터 또래보다 이상하게 노화가 빠르게 진행되는 것처럼 몸 구석구석 불편함이 늘어갔고 피로감이 찾아와 늘 말 못할 우울감에 빠져들곤 했습니다.

2년 전, 제가 37세 때 갑자기 안면 마비증상처럼 입이 벌어지지 않아 오랫동안 한의원에서 침술과 한약으로 치료를 받아 봤지만 간신히 식사를 하는 정도이고 두통이 가시지 않아 걱정을 크게 하고 있었습니다. 그 때 마침 왼쪽 아래 하나 남은 사랑니쪽이 유난히 아픈 것 같아서 치과에 방문했다가 턱관절장애 진단으로 스프린트와 염증치료를 통해 걱정했던 것 보다 빠르게 회복을 경험했습니다.

그 때 처음 왼쪽 턱관절이 오른쪽보다 많이 올라가 있다는 것을 알게 되었고, 이갈이 습관과 씹는 습관 때문에 턱관절장애 증상이 심해져 입이 벌어지지 않았다는 것 정도는 알게 되었습니다.

당시 너무 신기하게도 심한 두통도 사라진듯해서 담당선생님께 만성좌측편두통과 직접 관련성이 있는것인지 물었지만 일시적일 수는 있으나 만성편두통 치료는 다른 병의원을 찾아 치료해보라는 권유를 받았고 다른 어떤 설명도 듣지 못했습니다.

그래도 내심 좋아진듯해서 작은 희망을 가졌었는데… 제가 복이 없어서인지… 그때 제가 한만형 치과를 찾았더라면 그 후 겪었던 고통스런 시간들은 아마 없었을 것입니다.

그때 치과치료를 마친 후에도 수면 시 이갈이 방지를 위해 스프린트를 끼우고 지냈지만 수면중 좌측편두통 증상은 더 심하게 잦아졌고, 빠질듯한 왼쪽 턱, 안면근육의 뻐근함, 목과 어깨의 뻣뻣함과 움직일 때 마다의 통증은 매일 겪었습니다.

그 뿐 아니라 때때로 갑작스런 허리병으로 꼼작도 못해 정형외과, 한의원으로 출근하다시피 하기도 여러번이었고, 좌측 골반 통증, 좌측 무릎통증, 좌측발바닥 중앙에 뭔가 꽂힌 느낌으로 보행시 불편하게 걸어야 할 정도까지 좌측 몸들이 망가져갔습니다.

원인과 치료를 위해 여러병원을 다녀봤지만 딱히 원인을 알 수 없었던터라 만족할만한 치료를 받지 못해서 심적으로 굉장히 힘겹게 지냈습니다. 지금 생각하니 우스운데 몸이 굳어져 가는 불치병인가 하고 생각해 본적도 있었습니다.

사는것이 버겁다 할 만큼 피로감과 육체의 불편함도 힘들었지만 저를 제일 우울하게 하는 것은 만성편두통으로 집중력과 기억력이 점점 사라져 사회생활이 어려울정도가 되버린것이었습니다. 주변사람들이 걱정하는 것처럼 치매로 미래를 살아가지 않을까 하는 두려움 때문에 나날이 신경이 예민해지고 불안했습니다.

지푸라기라도 잡는 심정으로 대체의학치료까지 알아보다가 비슷한 증상의 치료수기가 많이 올려진 한 척추교정전문센터를 찾아 고액을 들여 3개월 교정운동과 카이로프렉틱치료도 해 봤습니다. 매일 같이 구부러진 자세 지적을 받아 운동을 열심히 했고 의식적으로 자세를 잡으려 노력해서인지 약간의 자세교정은 된듯했지만 몸안의 통증은 여전했고 오히려 피로감과 두통이 더 심해져 치료를 위해 오고가는 시간동안 심한 멀미로 고통스러워 의지하고 상관없이 그만두게 되었습니다.

그 뒤부터는 정말 우울증이 심해져서인지 1시간 외출에도 하루를 누워있어야 할 정도로 몸이 아팠지만 어차피 병원에 다녀도, 뭐를 해도, 원인 모를 치료를 할 바에야 고통이라도 줄여보자 해서 약서랍에 꽉 차있는 편두통약과 파스, 근육이완제, 진통제, 소화제, 변비약 등 약을 매일 입에 달고 살았습니다.

한 대학병원 가정의학과 선생님께서 스트레스에 민감한 성격과 체질탓으로 편두통은 완치가 될 수 없고 아픈 징후가 보이거나 아프면 약으로 이겨내야 한다고 하셨는데 정말 별 수 없이 그렇게 살아가야 하는구나 생각하고 지냈습니다.

작년 겨울 우연히 TV를 보고 전화를 준 친구 덕분에 턱관절장애에 대해 약간의 관심을 가지게 되어 한만형치과를 찾게 되었지만 치료를 받으면서도 반신반의한게 사실이었습니다.

처음 교정기(2년전 치과 교정기와 다름)를 끼우고 바로 좋아지는 느낌을 경험했지만 부정교합치료로 바뀌면서 약간의 두통이 있었기 때문에 또 일시적일 것이라 생각했던적도 있습니다.

8개월이 지난 지금은 치료하길 잘 했다 하는 생각이 들 정도로 여러 가지 변화가 생겼습니다.

　우선은 두통이 사라졌고 간혹 신경성으로 편두통이 와도 전과는 판이하게 증세가 가볍다는 것, 돌덩이 같았던 어깨가 부드러워져 왼쪽으로 마음껏 고개를 돌릴 수 있고 고통없이 옆으로 누울수도 있다는 것, 목에 항상 걸려있던 이물질 같은것이 없어진 것, 소화도 잘되고 변비도 없어진 것, 왼쪽 한발로는 절대 2초이상 서질 못했었는데 쉽게 설수 있다는 것, 고통없이 자세를 만듯하게 오래 유지할 수 있다는 것, 발바닥 가운데 아픈 증상이 사라진 것, 자다가 서너번 깨서 급하게 화장실 가던 습관이 없어진 것(숙면으로 피로감 없이 기상), 항상 왼쪽눈이 뻑뻑하고 눈꼽이 자주끼던것이 없어져 눈화장도 할 수 있다는 것… 등등

　정말 신기하게도 전에는 1시간 외출후에도 하루를 누워있었는데 얼마전 북한산 등산을 하고도 다음날 힘들지 않게 일어나 일상생활을 했습니다.

　아플땐 2주를 기다렸다가 내원하던 것을 몸이 좋아지니 저도 모르게 그만 한달이 넘도록 방문을 잊고 지냈습니다. 나 자신도 놀랄만한 변화를 느끼면서 이제는 한만형 신생님께 감사히다는 말씀 전해드리고 싶습니다.

　저와 같은 고통에서 외롭게 지내는 분이 계신다면 망설이지 마시고 한만형 치과를 찾아 한번 상담 받아보시길 바랍니다. 그리고 많은 환자분들이 적절한 치료를 통해 하루 빨리 건강을 회복하셔서 새 삶을 즐기시길 비라는 마음입니다.

# 척추측만증, 좌골신경통 턱관절 교정으로 치료

성명 : 유ㅇㅇ  나이 : 27세  성별 : 여

　한만형치과를 방문하여 진료를 받고 치료를 시작한지 1년 7개월 정도 된것같네요.
　처음 저의 몸상태는 골반이 살짝 틀어져있었고 척추도 약간 휘어 있어서 특히 한쪽 다리에 통증이 심했었습니다. 2시간정도 걸으면 몸이 많이 피곤하고 그랬었거든요. 그래서 정형외과를 찾아가 진료도 받고 엑스레이를 찍어봐도 척추가 약간 휘었다는 말뿐 원인을 찾아 통증을 없앨수는 없었습니다.
　정형외과에서는 척추가 심하게 휘어 수술이 필요하지않은 이상은 뚜렷한 치료방법이 없더라구요.
　병원에서도 별문제 없다고 하니 더이상의 치료방법은 없고 그냥 스트레칭이나 바른 자세를 취하는 방법뿐이었습니다.
　그러던 중에 TV와 인터넷에서 턱관절과 척추와의 관계에 관한 글을 보고 관심을 갖게 되었던것으로 기억이 됩니다.
　그래서 인터넷에서 턱관절 전문 치과를 알아봤더니 예전부터 엄마가 자주 다니던 한만형치과에서도 턱관절 관련 치료를 하고 있어 엄마가 자주다니던 치과여서인지 왠지 믿음이 갔었고 제일 중요한 저의 증상을 봤을때 딱 여기다 싶었습니다~

처음 방문하여 원장님이 제 치아를 보시고는 저의 몸 증상을 바로 알아봐주셨던걸로 기억됩니다. 그것부터 기뻤죠~ 잘왔구나 싶었습니다.

그때 저는 한쪽 어깨가 조금 내려와 있었고 몸이 한쪽으로 약간 기울어져 있었습니다. 그로인해 특히 왼쪽다리에 통증이 있었고 자는중에도 심할때는 다리가 간질간질한 느낌때문에 잠에서 깨어 다리를 주무르고 걷다 잠든적도 몇번 있었습니다.

처음 저의 치아상태는 아랫턱이 뒤로 밀려 윗니가 아랫니를 많이 덮고있는 상태였구요. 오른쪽 아래가 살짝 주저앉은 모양이였습니다. 처음에는 턱관절 치료로 뺏다끼웠다하는 장치로 뒤로 후퇴한 아랫턱을 앞으로 당기는 것과 동시에 악궁도 넓히기 시작했습니다.

아마 이때부터 다리 통증이 나아졌던걸로 기억됩니다.

그렇게 3~4개월간 장치를 끼고 난후 그 뒤는 브라켓을 붙이고 교정을 1년 4개월정도 하였고 지금은 교정기도 뺀 상태구요.

그전에 아팠던 통증도 거의 85%정도 사라졌습니다~

무엇보다 통증이 많이 없어져서 기뻤고 몸도 예전보다 많이 바르게 된것이 눈에 보입니다. 치열도 바르게 되었구요~

2주에 한번 치과에 가는것이 전혀 번거롭지 않게 느껴졌습니다~~

아마 저처럼 비슷한 아픔으로 이곳 저곳 엉뚱한 병원만 다니신분들 많이 계실것으로 봅니다.

다른곳에서 시간낭비 하시지마시라고 후기 남겨봅니다~^^

# 생이빨 4개 뽑은
# 교정치료 부작용 완치

성명 : 이○○  나이 : 35세  성별 : 여

저는 20년전 고등학생때 치과에서 부정교합 판정을 받고 교정을 하지 않으면 관자놀이쪽이 아파지면서 두통이 올 수 있다는 말에 이빨 4개를 뽑아 공간을 만들어 부정교합과 더불어 앞니가 좀 나와 있어서 살짝 넣어 맞추는 교정을 시작했습니다.

열심히 3년을 하여 끝났는데 이후 10여년이 지나면서 관자놀이쪽 즉 머리띠하면 끝부분이 항상 아파서 아무리 가벼운 것으로 해도 1시간도 안되어 아프고 턱쪽 근육이 자주 당기고 뭉치고 가끔은 귀뒤쪽 머리 두통도 왔습니다. 그러던중 매스컴에서 발치후 교정이 좋은 방법이 아니어서 부작용들이 생긴다는것도 듣고 아는 지인이 두통의 원인을 몰랐는데 턱관절때문이었다는 것을 알고 치료하러 간다기에 저도 가보고싶다고 따라온것이 한만형치과였습니다.

상담을 하니 제 예상대로 발치를 하여 교정을 해서 위아래 교합만 맞추고 평면을 안맞추어서 이빨이 점점 안으로 쏠리는 옹니가 되고 턱은 서서히 뒤안쪽으로 밀려들어가 귀앞쪽 신경이 건들려 뻐근함을 느꼈던것이었습니다.

안아프고 예뻐지려고 교정한것이 결국 발치교정이라 부작용이 온 것을 알고 좀 후회가 되었습니다. 당시에도 생이빨을 뽑으면서까지

해야하나 했지만 모든 교정은 다 이빨을 뽑아 공간을 만들어야한다기에 그런 줄 알았거든요. 비발치해서 교정하는 방법이 있는 줄 알았으면 얼마나 좋았을까요.

교정 시작한지 1년쯤 되어 가는데 처음 6개월은 옹니가 된 이빨을 편하게 만들어주며 자연스러운 공간을 만들어주는 밤에만 끼는 장치를 했는데 2주만에 턱근육이 편해지면서 입도 잘 벌어졌습니다.

제가 입이 안 벌어져 턱이 불편했던건지 몰랐는데 입이 힌달만에 2배이상 벌어지니 턱운동이 정말 편해지더라고요.

머리띠해도 전같이 아프지않고… 신기하고 감사했어요.

지금은 교합평면을 맞추는 중이고 예전에 3년 하던 철길을 6개월 정도만 하면 빼고 끝난다고 하니 너무 좋습니다.

입, 이빨, 턱 모든것이 다 제자리를 잡고 편안해지는 느낌입니다.

20년동안 억지로 구겨있었던 이빨들한테 미안하기도하고요.

요즘 주변에서 교정한다는 얘기 들으면 절대 발치는 하지말고 비발치하는 곳으로 알아보라고 적극 권하고 있습니다.

원인모를 두통이나 턱관절쪽이 아프면 한만형원장님께 꼭 상담받아보라고 추천하구요.

비발치교정이 좋은건 있는 그대로 자연스러운 상태에서 나은 환경을 만들어주는 것이라 이렇게 해주시는 원장님께 감사드립니다.

## 송곳으로 찌르는 듯한
## 심한 편두통 치료

성명 : 최○○  나이 : 44세  성별 : 여

저는 몇 년 전부터 편두통이 가끔씩 있었지만 대수롭지 않게 여기고 지났는데 재작년 여름부터는 갑자기 목이 좌우로 돌아가지 않으면서 어깨가 송곳으로 찌르는 듯한 아픔과 귀뒤 부분 머리가 말로 표현 못할 정도로 심하게 아픈 상태가 계속되었습니다.

강동성심병원을 시작으로 여러 군데 돌아다니며 사진을 찍었지만 그때마다 하시는 말씀은 근육이 뭉쳤다, 자세가 안 좋아서 척추가 휘었다 등 공통된 말씀만 하셨습니다.

그렇다고 뚜렷한 치료방법이 있는것도 아니었습니다.

유명하다는 정형외과에서 몇 시간씩 기다리며 겨우 주사 한대 맞고 와도 별 차도는 없고…

친구의 소개로 서대문에 있는 척추교정 한의원을 다니기 시작했습니다.

왕복 2시간 사무실에서 윗분과 동료들 눈치 보며 힘들게 시간 내서 일년을 치료 받으러 다녔습니다.

그 곳 선생님 하시는 말씀은 1번 경추가 휘어서 그런다고…

도대체 그 1번 경추를 어떻게 하면 바로 잡아요? 라고 울먹일 때도 있었습니다.

일년이란 세월과 그 곳에서의 치료비를 생각해보면 역시 별 효과가 없는 듯 했습니다.

일년동안 집안일과 아이들에게 신경 못써주고 미친 듯이 한의원 가서 척추교정 한 걸 생각하면 억울하다는 생각과 함께 그 곳에서 쓴 치료비마저 아깝다는 생각이 듭니다.

이렇듯 별효과 없이 지출되는 치료비와 심적으로 나약해지는 모습에 미칠 것 같지만, 순간순간 내 자신을 강하게 잡아둡니다.

누구에게나 기적은 있다고 하더니 문득 네이버에서 턱관절 전문병원을 탐색 하던 중 명일동에 위치한 한만형 치과를 알게 되었습니다.

아! 이것이 기적인가, 이렇게 가까운 곳에서 치료를 받을 수 있다니…

바로 교정 장치를 끼웠습니다.

교합을 하느라 치아를 올린것 때문에 불편은 하지만 우선 목이 부드러워 졌고 허리 아픈 것이 좋아졌습니다.

카리스마가 있는 원장님께 궁금한 것을 질문할 때마다 수없이 면박은 받지만 자신감 있는 모습에서 오히려 내 마음의 안정을 찾고 있습니다.

# 제 얘기가 좀 더
# 많은 사람들에게 알려졌으면

성명 : 조ㅇㅇ   나이 : 29세   성별 : 여

2009년 여름 갑작스러운 어깨의 통증으로 잠을 자고 일어날 때마다 혼자 일어나기 힘들 정도로 고통스러웠습니다. 특히 아침에 잠에서 깨고 나면 눈을 뜨는것조차 무서울 정도로 어깨 통증이 심했습니다.

방안에서 눈을 뜨면 가족들을 찾아서 어깨를 만져주거나 주물러달라고 해서 겨우 일어나서 생활을 했습니다.

매순간 웃으면서 최선을 다하자라는 좌우명에도 불구하고 몸이 자꾸 아프게 되자 사람들을 만나는 것도, 어딜 가는 것도 겁이 났으며 심한 우울증이 왔습니다.

사진 찍는 직업을 하는데 장비가 무겁기도 하지만 많이 돌아다녀야 좋은 사진을 찍을 수 있는 그런 직업이기에 저에게는 정말 하루하루가 지옥과 같았습니다. 매일 밤 아침에 일어날 생각하면 잠이 들기가 무서울 정도로 겁이 났었습니다.

제가 사는 집이 아파트 9층인데 정말이지 아침만 되면 몸이 1층으로 붙어버려서 계속 떨어서 내려가는 느낌이 너무 심하게 들었습니다. 심한 두통 때문에 버스를 타면 음악을 듣지 않거나 눈을 뜨고서는 가만히 있지 못할 정도로 어지러움이 심했으며 몸도 몸이지만 몸이 아파지면서 우울증과 더불어 무기력증… 성격은 너무나 날카로워져서 사람들과의 관계를 가능하면 만들지 않으려고 노력했습니다. ㅠㅠ

제가 생각해도 그 시기는 너무나 안타까운 시기였던 것 같습니다.

2010년에도 증상이 더 심해져만 갔고 왜 이렇게 아픈지 몰랐습니다. 손이 너무도 저린 증상이 왔고 심장의 두근거림도 너무 심했습니다.

'내가 왜 이렇게 갑자기 아픈 것인가. 귀신이 붙었나?' 라는 생각까지도 들었습니다.

도저히 이렇게 살면 안 되겠다는 생각이 들어서 일단은 몸 스트레칭에 좋다는 요가를 다녔습니다. 몸을 교정시켜주고 긴장을 풀어준다는 요가도 그때 뿐이었지 별 효과는 느끼지 못했습니다.

음식을 조절해서 먹었습니다.

8체질을 공부하고 또 한의원 가서 검사받고 몸에 나쁘다고 하는 음식은 완전히 제외한 식이요법을 해가면서 노력을 했지만, 더 기운만 없어질 뿐이었습니다. 그러다 2010년 겨울 지인의 소개로 카이로프렉틱(자연치유)을 소개받게 되었습니다. 그분은 반드시 너를 고칠 수 있으며 몇 개월 후에는 정말 씻은 듯이 아프지 않을 것이라며 몇 백만원의 돈을 요구했습니다. 늦게까지 공부를 배운터라 부모님께 미안하지만 금액이고 뭐고 상관이 없었습니다.

얼굴도 갸름해지고 예뻐지며 나온 턱은 들어가고 삐뚤어진 허리는 펴지고 차이가 나는 다리 길이까지도 완치가 되며 피부가 엄청 좋게 될 거라고 하며 일주일에 한 번씩 가정 방문하여 집에서 치료를 받았습니다.

 자연치유라고 해서 입안에 손을 넣고 여기저기 눌러가며 정말 눈물이 뚝뚝 떨어져도, 아프다는 소리가 목까지 차올라와도 낫기만 한다면 무엇이든지 참을 수 있었습니다.

 나이도 어린데 아직 살아온 날보다 살아갈 날이 많은 저로선 이를 악물고 참는다고 생각하고 버텼습니다.

 한 달의 시술을 받으니 정말 몸이 좋아지는 것 같았습니다.

 사람들은 빠지지도 않은 살이 빠졌다고 볼 정도로 얼굴의 형태도 달라진 느낌이였습니다. 그런데 시술하는 선생님의 개인적인 사정으로 2주 동안 시술을 받지 못하게 되었는데 다시 증상이 되돌아오는 느낌이 너무나 저를 힘들게 했습니다.

 무서운 느낌이 들어서 일단은 어머니께 말씀을 드리고 시술을 중단하였습니다. 그 후 인터넷을 찾아서 이곳저곳에 전화하기 시작했습니다.

 연예인 누가 시술을 받아서 예뻐지고 건강해졌다고하는 유명한 치과까지 상담 받으러 돌아다녀 봤습니다. 그 와중에 시술이 중단된 제 얼굴은 완전 넓적하게 변하고 있었습니다.

 진짜 한 달은 울면서 치과를 이곳저곳 찾기 시작했습니다.

 나는 턱이 심하게 나오지 않고, 치아는 고르지만 절단교합이라는 것을 알게 되었습니다. 하지만 교정치과에서는 치아와 턱은 별개의 문제로 생각하는 곳이 대부분이였습니다.

 나는 치아가 아파서 그런게 아닌데… 치아가 마음에 안 들어서 그런 게 아닌데 온 몸이 이유모를 통증으로 너무나 아프고 어지럽고 힘든 것이 너무 참기 힘들었던 것인데 대부분의 상담에서는 수술이나 발치를 권하였고, 턱관절 치료를 따로 받으면서 치아교정을 하라는 것이었고 드라마틱한 효과가 있다는 양악수술을 권하였지만 아픈 것보다는 겉모습이 변하는 것을 중시하는 것 같았습니다.

물론 예뻐지는 것이 싫은 사람이 어디 있겠습니까? 하지만 제 얼굴에 만족을 못하는 것도 아니고 큰 불편함 없이 살아 왔는데, 저의 생각과 맞는 치과의사선생님을 만나지 못했습니다.

전화를 하고 상담을 할수록 화가 났습니다.

내가 다른 사람들 보다 치아가 4개가 더 있어서 문제가 있는것이 아니거늘 왜 발치를 해야 될까?

왜 턱을 잘라내는 무서운 수술을 해야 될까?

겁도 나고 너무 무서웠습니다.

우연히 검색을 하다가 한만형치과를 보게 되었습니다.

전화로 친절한 간호사님의 설명을 들으니 일단 이곳을 가봐야겠다는 생각이 들었습니다. 의사선생님이 가능하면 수술도 하지 않고 발치도 하지 않으신다는 것과 치아교정과 딕관절 교정까지 함께 진행이 된다는 것을 좀 더 자세히 알고 싶어졌습니다.

상담비용은 만원인데 20만원 상담을 받은 것처럼 너무나 정성스럽게 턱관절 장애를 친절하게 설명해주셨습니다.

그동안 시술에 대한 불신과 아픔을 안고 이곳 저곳 다녔던터라 겁도 났었고 비용도 비용대로 들었고 그런데다 부작용이 얼굴을 뒤덮고 있는 상태, 그야말로 최악의 상태였습니다.

　정말 한만형치과를 다녀오고 그 다음부터 기도를 했습니다.

　이미 카이로프렉틱으로 돈을 까먹은 터라 ㅠㅠ 죄송한 마음도 너무 들고해서 부모님이 힘들어하시면 어쩌나, 안 해주신다고 하면 어쩌나 많은 걱정을 했었는데 의사선생님을 만나보시고 나신 부모님의 태도는 제가 혼자 상담을 하고 집에 돌아가서 말씀을 드렸을 때와는 사뭇 달랐습니다.

　"저번에는 속았지만, 의사선생님이 저렇게 자부심이 강하신데 한 번 믿고 시작해보자 ○○야"

　그리고 시작하게 되면 의사선생님 말씀 잘 따르고 정말 열심히 해야 된다고 하셨습니다.

　'하느님 감사합니다' 였습니다.

　차만 타면 어지러움과 울렁거림으로 너무나 힘들었는데, 2월 27일 턱관절 치아교정을 시작한지 지금까지 두 달 가까이 되어가고 있는데 울먹이면서 상담 때 작성했던 저의 아픈 증상들의 거의 대부분이 호전되었거나 사라졌습니다. 마술 같습니다.

　제가 턱관절과 치아치료를 받으면서 주변사람들을 보니 정말로 많은 사람들이 안면비대칭으로부터 시작해서 주격턱… 턱에서 소리도 나며 이가 많이 갈린 사람등… 왜 피곤해서 쓰러져서 자는지 왜 기운이 없는지 모르는 사람들이 대부분이여서 일단 제가 치료가 끝나면 소개를 부탁한다고 기다리는 분이 몇 분이나 생길 정도입니다.

　증상이 심한 분들 중에 한 명은 다른 병원에서 7년정도 교정치료를 받았음에도 불구하고 다시 되돌아온 주걱턱을 가진데다가 발음과 얼굴의 비대칭이 눈에 띌 정도라서 고민 끝에 병원을 갔지만 100% 고칠 수는 없다는 설명을 들었지만 교정을 다시 시작하고 있다고 했습니다.

물론 좋은 병원을 찾는 것도 중요하지만, 좋은 병원을 알게 되었을 때 그곳을 믿고 열심히 치료하면 반드시 좋은 결과와 건강한 몸을 찾을 것 같습니다 .

의사선생님께서 저는 심한 편이 아니라서 얼굴이 많이 바뀌진 않겠지만 원래의 제 얼굴 찾아주시겠다고 말씀하셨는데 불과 1달도 되지 않아서 얼굴의 변화가 생겼고 2달이 가까이 된 지금은 볼 살까지 빠져 보이고 얼굴도 많이 작아졌습니다. 그리고 엄청나게 저를 괴롭히던 오른쪽으로 잘 씹을 수 없었던 것도 해결되어 양쪽을 다 사용할 수 있게 되었고, 두통도 사라졌으며, 어지러움까지도 호전되었고 쥐가 나서 잠이 깬 적도 없으며, 허리가 너무 아파서 물건하나 줍기도 무서웠었는데 그런것도 없어졌습니다. 가장 중요한 것은 교정이 불편하고 힘들지만 몸이 많이 좋아지면서 매사에 긍정적으로 바뀌었다는 것입니다.

이 교정치료가 끝나면 저는 어떤 일도 잘할 것 같다는 생각이 들고 건강한 엄마한테 건강한 아이가 나오는 것처럼 결혼하기 전에 이렇게 좋은 곳에서 치료를 받게 된 것을 정말이지 너무나 큰 행운으로 생각하고 있습니다.

아마 치료가 끝나면 "내가 언제 그렇게 아팠지?" 하면서 신기해질

제 모습을 상상하며 봄이 왔음을 즐기며 사는 요즘입니다.

  2주뒤엔 첫 번째 교정기를 빼고 2번째 교정기로 바꾸기 위해 치과를 방문할 예정입니다. 건강을 잃으면 다 잃는다는 말처럼 저는 다 잃어버리고 살다가 주섬주섬 다시 하나씩 찾고 있습니다. 교정이 빠르게 진행되진 않지만 열심히 한 만큼 되돌려 받는 것이 교정치료 같습니다.

  제가 평소 때 궁금한 것이 많아서 의사선생님만 만나면 백가지 질문을 들고가서 질문을 드리는데 한 번도 귀찮아하시지 않고 매번 너무나도 자상하게 대답해주셔서 어찌나 감사하게 생각하고 있는지 아마도 의사선생님과 이쁜 간호사 언니들은 모를꺼에요.

  처음에 갔을 때도 분위기가 너무 아늑해서 좋았는데, 여전히도 한만형치과는 포근한 느낌의 치과입니다. 완전 사랑합니다!! ^^

  치료 열심히 다 받아서 아픈 사람들 고통 받지않게 제 얘기가 좀더 많은 사람들에게 알려졌으면 하는 마음에서 제 경험을 적습니다.

  정말 너무나도 감사드리고 감사드립니다. 이렇게 좋은 곳을 찾게 되서 몇 번이고 몇 번이고 다행이라고 생각하며 저는 현재 치료 받고 있는 중인 조○○입니다.

## 비대칭발달, 척추측만, 뼈의 뒤틀림, 호흡곤란, 사고력 둔화 등 모두 호전

성명 : 박ㅇㅇ  나이 : 33세  성별 : 남

처음 선생님을 만난 것이 1월 중순 경으로 기억합니다.

7살때 의사의 실수로 왼쪽 상악 견치를 발치하고 나머지 치아들이 다 좌측으로 쏠린 상태에서 30년을 성장해왔습니다. 치아중심선도 좌측으로 돌아간 상태였고 오른쪽은 송곳니에 걸려 교합이 거의 안되는 상태였습니다.

좌측은 많이 위로 올라가고 악궁도 뒤틀려 수직 수평 교합평면이 다 흐트러진 상태였습니다. 신체적, 정신적 고통은 이루 말할 수가 없었습니다.

이유도 영문도 모른 채 몸의 비대칭발달, 척추측만, 뼈의 뒤틀림, 호흡곤란, 사고력 둔화 등등 이루 말 할 수 없는 통증과 정신적인 고통으로 사실상 체념하며 살아왔습니다.

문제의 심각성을 느껴 군제대후 치료를 하러 유명한 턱관절 치과, 대학병원, 정형외과, 한의원까지 안가본데가 없을 정도로 거의 10년의 가까운 세월을 보냈습니다. 들어간 돈도 문제지만 어떻게하든지 해결하고 싶었습니다.

그때마다 돌아오는 대답은 너무 늦었다, 그냥 살아야 한다. 또 어떤 곳은 너무 예민하다며 치료에 냉소적인 반응을 보였고 반겨주시던 여러병원들도 처음에는 긍정적인 반응으로 보이다가 치료가 잘 안되고 고통을 호소하면 어렵다 어쩔수 없는거다 라며 회의적인 반응을 보였습니다.

여러병원을 전전하다 포기하기 일보 직전 찾아간 곳이 한만형치과 였습니다. 선생님은 절 보자마자 상악이 돌아가고 송곳니가 걸려서 교합이 틀어진것을 정확히 진단하셨습니다. 그리고 바로 치료계획을 세우시고 제가 결정할 수 있게 시간을 주셨습니다.

저는 제 맘을 정확히 알고 제가 원하는 치료를 정확히 알아내시는 선생님께 치료를 받지 않을 수 없었습니다. 다만 너무 지쳐있었기에 희망은 거의 포기한 채 여기를 마지막으로 삼자 안되면… 이란 심정으로 진짜 마지막이란 심정으로 치료를 받게 됐습니다.

치료는 일사천리로 시작됐습니다.

바로 장치가 나오고 장치를 끼자마자 그날 저녁 긴장된 턱이 풀리고 마음이 놓이기 시작했습니다.

다른 수많은 장치를 껴봤지만 효과가 거의 없었는데 교정과 동시에 턱관절을 보호하는 선생님의 유럽식 장치는 직장생활을 하는 저에게 딱 맞고 부담도 없었습니다.

그러나 그 효과는 이루 말 할 수 없었습니다. 장치를 끼고 우측 어금니를 하나씩 밀기 시작하는데 장치를 돌릴 때마다 긴장된 몸이 조금씩 풀리고 자세가 교정되면서 정신이 맑아지는 것을 느꼈습니다.

내가 이렇게 삐뚤어져 있었구나 이렇게 30년을 살았구나라는 생각에 눈물이 났지만 이번이 마지막이라는 생각으로  냉정하게 참았습니다. 그리고 다음 방문부터 제 생각을 꿰뚫어보시듯이 편안해진 턱의 위치를 정확히 예측하시고 (사실 많은 의사들이 삐뚤어진 턱을 정상위치라고 얘기하고 거기에 턱을 맞추려고 했습니다. 그로 인한 고통은 말 할 수 없었습니다.) 교합을 조금 조절해주셨는데 그날 저녁부터 몸이 이완되면서 신체가 바로 서는것 같고 그동안 코로 숨을 못 쉰 채 잠들었는데 코로 숨이 들어가기 시작했습니다. 치켜 올라간 어깨가 내려오고 어깨가 수평이 되면서 서 있는것이 조금씩 편안해짐을 느낄 수 있었습니다. 저는 너무 기뻤고 잘하면 나을 수도 있겠다라는 생각을 그때서부터 하기시작했습니다. 다만 들뜨지 않고 제 증상을 그대로 다음 방문 때 말씀드렸고 선생님은 제 얘기를 끝까지 들어주시고 바로 교합조정을 해주셨습니다. 그러자 마치 마술처럼 혹시 좀 더 나아지진 않을까라는 생각이 바로 몸으로 나타났습니다.

몸이 더 밸런스가 맞아졌고 실장님께서 교합을 맞추는 순간 큰 숨이 내서지면서 코로 숨이 들어가기 시작했습니다. 몸이 쫙 펴지는 걸 느끼고 서있어도 몸이 예전만큼 힘들지 않았습니다.

머리로 피가 통하기 시작했고 갑갑했던 몸이 너무나 가벼워지는 걸 느꼈습니다. 너무 기분이 좋아서 그날 2년만에 처음으로 웃었던 기억이 납니다. 몸이 너무 아파서 웃을 수 도 없었거든요.

집으로 돌아오는 길이 너무 행복했고 사람들의 시선이 의식되지 않고 내 자신이 당당해 지는 것을 느꼈습니다. 몸을 제대로 펴고 걷는다는 것이 이렇게 소중한것인줄 30년동안 모르고 살았습니다.

집으로 오자마자 머리에 피가 잘 통해서인지 그동안 아파서 손을 놓았던 공부가 하고 싶어졌습니다. 책장을 넘길 때 마다 집중력이 전보다 많이 좋아진 것을 느낍니다.

공부하면서도 코로 숨이 쉬어져 행복했습니다.

그날 처음으로 제가 행복하다는 걸 느꼈습니다.

이 모든 것들이 3주만에 이루어 졌습니다.

다른 병원에서 예약조차 잡기 힘들고 치료조차 쫓기듯 가시는 선생님들을 바라보며 상담조차 어려웠고 제 증상을 말씀드리기 위해 몇 주를 기다리곤 했습니다. 그러고도 결과는 좋지 않았습니다. 그러나 선생님은 제 얘기를 다들어주시고도 3주만에 다른 수많은 병원에서 보낸 10년보다 저를 많이 좋아지게 하셨습니다.

정말 기적같은 일이었습니다.

선생님께서 지금 조금 좋아진 것같지만 상악의 중심을 잡고 우측 교합을 맞춰야 정말로 끝난다고 하시면서 아직 멀었다고 하셨습니다. 지금 상태로 저는 그날을 힘들고 고통스럽지 않은 즐거운 마음으로 기다릴 수 있을 것 같습니다.

구미에서 서울까지 쉬운 거리는 아니지만 방문 한번 한번이 기적으로 다가오고 그리고 선생님과 실장님께서 제 얘기를 너무나 잘 들어주시고 치료해 주시기에 저는 즐거운 마음으로 올라 갈 수 있을 것 같습니다.

제 맘을 너무 잘 아시는 선생님께 감사드립니다.

어제부터 몸이 안 좋아 못했던 걷기 운동을 시작했습니다.

선생님께서 믿어주신 만큼 저도 더 치료에 도움이 될 수 있게 운동도 하고 열심히 노력하겠습니다.

실장님께도 너무 감사드린다는 말 전하고 싶습니다.

너무 긴장되었고 예민해져 있던 저를 편안하게 해주시고 제 얘기를 끝까지 들어주시고 또 정말 좋은 결과를 얻을 수 있도록 해주셨습니다.

정말로 감사드립니다.

앞으로 저 같은 사람들이 정보를 얻을 수 있도록 방문 때마다 글을 남겨볼까합니다.

몸이 너무도 밝아진 것을 느낍니다.

다음 방문이 기대됩니다.

## 이병원, 저병원 다니며
## 물질, 육체, 정신적으로 엄청난 낭비

성명 : 최○○   나이 : 37세   성별 : 남

안녕하세요. 경기도 파주에 사는 37세 남자입니다.

우선 한만형 원장님께 너무나도 감사하다는 말씀을 드리고 싶습니다.

원장님을 만나지 못했다면 하루하루를 고통에 시달리며 지옥같은 세월을 보내다 인생을 마감했을 것입니다. 저는 15년전 축구시합도 중 축구화로 턱을 밟혔지만 어린나이에 적절한 치료시기를 생각없이 놓쳐버리고 살다 결혼 후 2000년도 우연히 TV를 시청하다 서울 이대 목동병원을 찾았습니다. 각종 사진을 찍고 교정장치를 끼고 생활하기 시작했지만 별효과를 보지 못했습니다.

의사선생님 말씀대로 한달은 밤낮가리지 않고 끼고 있다가 하루, 이틀 장치를 빼면 처음처럼 턱이 빠지고 두통과 안면근육마비, 목, 어깨 통증은 계속되었답니다.

턱관절 때문에 저는 오후 3시 정도가 되면 두 눈동자가 빨갛게 충혈되고 눈이 쑤시고 왼쪽 턱 부위가 마비되면서 목, 어깨까지 아파 늘 파스를 붙이고 나름대로 고통을 잊기 위해 스트레칭을 했습니다.

이대 목동병원에서도 별 차도가 없어 서울대학병원에 가서 진료를 받았지만 돌아오는 대답은 뜨거운 수건으로 턱 마사지 하고 딱딱한 음식 섭취를 자제하고 기본적인 생활습관과 이악물기, 턱괴기 등을 바꿔야 한다는 것이었습니다. 이곳에서도 명쾌한 대답을 듣지 못해 연대세브란스병원에도 몇 년 다녀보았습니다. 하지만 나아지는 것은 없었습니다. 그러다 지인이 소개해준 강남의 한 치과에 가보았지만 그 의사 선생님께서도 치료 방법을 찾지 못하시더군요.

다시 처음 갔던 이대 목동병원에 가서 장치를 다시 맞춰끼고 세정술까지 해봤지만 저의 고통을 씻어주진 못하시더군요.

이렇게 아프다 죽겠구나 하는 맘을 먹고 있다가 정말 너무 참을 수 없을 정도로 아파서 마지막이라 생각하고 턱관절 병원을 찾다 인터넷에서 한만형치과를 우연히 봤습니다. 마지막이라 마음먹고 지푸라기라도 잡는 심정으로 아내와 함께 한 시간이 넘는 병원을 찾았습니다. 첫날 상담을 하는데 원장님께서는 저의 모든 증상과 얘기를 다 들어주시고 원인과 치료방법에 대해 명쾌히 설명 해주셨습니다. 성의있고 명쾌한 답변에 저는 믿음과 희망을 갖고 원장님께 제 턱 치료를 맡겼습니다.

정말 아프지 않고 살고 싶었습니다. 너무도 간절하기에 저는 원장님을 부조건 빋고 치료도 적극적으로 했습니다.

교정장치를 하면서 아프고 살도 빠지고 힘들었지만 십년을 넘게 절 괴롭히던 두통도 마비도 온몸의 통증도 어느새 부터인가 없어지기 시작했습니다.

저에게도 통증이 없는 세상이 온 것입니다.

10년을 넘게 이병원 저병원 떠돌아다니며 물질적, 정신적, 육체적으로 지쳐있던 저에게 원장님은 제2의 인생을 고통없는 삶을 살게 해 주신것입니다.

지금도 아내와 가끔 우스게소리로 '원장님 안 만났으면 할아버지 되어서도 먹지도 말하지도 못하고 살았을꺼야' 라고 합니다.

이제 치료기간을 마쳐갑니다. 5월17일이면 날 살게 해준 교정장치를 벗어버립니다. 아쉽겠지만 시원하게 벗어버리려 합니다. 그동안 먹지 못한것도 다 먹을 것입니다.

이 치료를 마치고 제가 대한민국에 계신 턱관절때문에 고통받는 환자들에게 분명하게 말하고 싶은 것은 치료는 그 병의 원인을 정확히 아는 의사를 만나 정확하게 고쳐야한다는 것입니다.

대한민국에서 턱관절에 관해 명쾌하고 시원하고 자신있게 대답할 수 있는 의사 선생님은 몇 명 안될것이라 생각됩니다. 그중에서 한 분이 한만형 의사선생님이라고 저는 자신있게 말할 수 있습니다.

제 고통을 이해하고 알아주시고 깨끗하게 낫게 해주신 고마운 분이시거든요

제 생명의 은인이십니다. 너무나 감사합니다. 원장님

마지막으로 이글을 보시는 턱관절장애 환자분들께 간절히 부탁하는 것은 이병원. 저병원 다니며 물질. 육체. 정신적으로 낭비 하지마시고 원장님의 치료방법을 믿고 맡겨보세요. 정말 후회하지 않으실 것입니다.

제가 살아있는 체험자니까요. 원장님 그리고 친절한 간호사 분들께 정말 감사드립니다.

## 거울을 볼때마나
## 너무 뿌듯합니다

성명 : 김ㅇㅇ　나이 : 26세　성별 : 여

　한민형 치과를 찾게된때는 2008년 여름쯤입니다.

　당시에 갑자기 스트레스 받는 일이 생기다 보니 턱관절 통증이 매우 심해졌습니다. 턱관절이 아파서 입벌리기도, 웃기도 힘들고, 사람들과 이야기하는 것 조차 힘들었습니다. 5분만 이야기해도 턱관절이 아프고 두통까지 생길 정도로요.

　두통까지 생기고 나니, 만사에 짜증이 나더군요. 너무너무 괴로워서 집 근처의 치과를 방문 했습니다. 그 치과에서는 스트레스를 받으면 턱관절 근육에 경직이 와서 그럴수도 있다고 뜨거운 수건으로 찜질을 해주라고 했습니다. 그러면 근육이 이완될 것이라고 했습니다.

　그러나 잠깐의 효과는 있었지만 근본적인 치료가 되지 않았습니다. 그래서 인터넷 검색을 하고, 전화로 치료방법을 문의해본 끝에 한만형치과를 찾게되었습니다.

　병원에 처음 방문하던날 특이하게도 제 질병(위염,알레르기성 질병등), 가족력, 아픈부위 등에 대해서 조사지를 작성했습니다.

　그리고 원장님의 설명을 들었는데 턱 교합이 삐뚤어지면 턱이 아프고, 삐뚤어신 머리 무게의 균형을 맞추기 위해서 몸이 삐뚤어져서 몸에 이싱이 올수도 있다고 하더라구요.

이를 근본적으로 고치려면 교정을 통해서 교합을 맞추어야 한다고 했습니다. 설명을 듣는데, 원장님께서 교정방면으로 정말 공부를 많이 하신것 같았습니다. 다른 무엇보다 이를 뽑지않고, 짧은 기간에 교정을 할 수 있다는 말에 믿음이 갔고, 거기에 오랜 컴플렉스였던 입술이 삐뚤어진것까지 고칠수 있다고 하여 망설임없이 교정을 시작하게 되었습니다.

처음에는 교정을 공간을 확보하기 위해서 어금니를 미는 장치를 꼈습니다. 그런데 참 신기한게도 이 장치만 꼈는데도 턱관절 통증이 사라졌습니다. 이 장치는 밤에만 끼고 잤는데 낮에도 턱관절 통증은 많이 줄어들었습니다. 그러다가 가끔씩 턱관절 통증이 나타날 때 장치를 껴주면 바로 통증이 사라졌습니다.
정말 신기했습니다^^ 옆에서 제 고통을 지켜봐왔던 남자친구도 무척 신기해하더라구요~~
어금니를 미는 장치로 충분한 공간을 확보하고 나면 어금니 앞에 이를 미는 장치를 꼈습니다.
제가 취업을 준비하는 상황이라서 장치를 열심히 못 껴서 1년반 정도만에 공간을 확보했습니다. 그리고, 작년(2010년) 4월에 이에 붙이는 교정장치를 했습니다.(바리케이트라고 사람들이 놀리는 장치요.)
보통 교정 시작하고, 병원 한번씩 갈때마다 아파서 밥도 잘 못먹는다고 하던데, 저는 교정을 하고 3~4일정도만 통증을 느꼈고, 그 이

후로는 이에 통증을 느낀적이 거의 없었습니다.

보통 교정하면 치통때문에 밥을 잘 못먹어서 살이 많이 빠진다던데, 전혀 그런것도 없었어요^^

교정을 했었던 친구들이 신기해하더라구요^^ 그리고 교합(이의 앞뒤 좌우 높이)을 맞추기위해서 어금니쪽에 레진을 쌓아서 교합평면을 만들어주었습니다. 이에 붙이는 교정장치를 한 이후로는 2~4주에 한번씩 꼬박꼬박 병원에 갔습니다. 그리고 올해(2011년) 1월에 교정장치를 풀었습니다.

풀고 회사에 가니 다들 놀라더라구요~ 장치낀지 1년도 안됐는데, 풀었냐구요^^

풀고 나니 홀가분하기도 하고, 교정된 제 이를 보고 너무 기뻤습니다! 무엇보다 제 컴플렉스였던 삐뚤어진 입이 제자리를 찾아서 좋았습니다^^

물론 그전에 삐뚤어진 상태대로 굳어있는 근육때문에 완벽한 대칭은 아니지만 활짝 웃을때(근육에 힘을 주면) 입모양은 거의 대칭이예요! 많이 차이나던 귀 높이도 비슷해졌구요^^

교정 풀고나서, 원장님께서 처음 떠놓은 제 이 모형이랑 교정을 풀면서 떠놓은 모형이랑 비교하면서 보여주셨는데 눈에 보이는것이 다가 아니더라구요!

원래 제 이가 돌출형이라 앞으로 뻗어 있었는데, 그 이들도 제자리로 돌아와서 가지런히 서있더라구요!!

치과에 전시되어있는 이 모형처럼요^^ 그리고 앞니 하나가 45도 넘게 돌아가서 무척 못났었는데, 그 이도 예쁘게 정리되었습니다^^ 그 이때문에 웃을때 마다 손을 가리고 웃었었는데, 이제는 웃을 때도 자신감이 생겼습니다!

아! 그리고, 교정하면 위가 좋아진다는 말을 주변에서 많이 들었는데, 교정하고나니 저도 늘 달고 살던 위장애, 소화불량이 거의 사라졌어요! 그리고 지금은 투명교정장치로 미세 교정중입니다.

뺏다끼웠다 할 수 있는 장치고, 끼고있어도 끼고있는지 잘 모르는 투명장치입니다. 거의 다 교정된 것 같은데, 미세한 틈까지 다 교정을 해준다고 하더라구요. 정말 의사로서의 사명감으로 환자를 치료하는 분을 만난 것 같아서 행운이라는 생각이 드네요^^

턱관절 통증이 있으신분들은 저처럼 교정을 하고 꼭! 나아졌으면 좋겠습니다. 턱관절 치료가 필요 없고, 예뻐지기위해서 교정하시는 분들도 원장님께 꼭! 상담받고 교정을 하면 좋겠습니다.

지금까지 치과를 다니면서 발치교정을 해서 턱관절에 문제가 생긴 사람들을 여럿 봤거든요.;;

그래서 주변사람들에게도 이 안뽑고 교정하는데서 교정받으라고 항상 홍보하고 다닌답니다.〉_〈

마지막으로 짧은 시간에 제 턱관절 통증을 치료해주시고, 안면비대칭까지 치료해주신 원장님에게 너무너무너무 감사드려요^^

거울을 볼때마나 너무 뿌듯합니다^^

## 10여년 고통 기적처럼 사라져

성명 : 심○○  나이 : 57세  성별 : 여

저는 왼쪽 어깨 통증과 두통, 그리고 자주 담이 결려 고생을 하던 50대 후반 주부입니다.

10여년동안 물리치료를 비롯하여 온갖 방법을 동원하여 치료를 하며 인내심으로 참고 견뎠지만, 자꾸 재발이 되고 잘 낫지 않아서 고통의 연속이었습니다. 그러던 중 가까운 지인의 소개로 한만형치과를 소개받아 찾게 되었는데, 뜻밖에 저의 증상들이 턱관절 이상과 부정교합으로 인하여 생기게 된 것 같다는 말씀을 듣고 의아했습니다.

저는 어릴 때(약 15세 전후), 어금니 세 개(아랫니2개, 윗니1개)를 심한 충치로 뺀 후, 오랫동안 방치를 하여 양쪽 이들이 쓰러져 메꿔지게 되었습니다. 그러면서 오른쪽 어금니 전체가 아래로 내려 앉게 되어 부정교합이 되고 서서히 턱관절이 무리가 되어 여러 가지 증상들이 생겼다고 합니다.

어깨통증, 두통, 골반의 틀어짐 등으로 부자연스럽고 고통스러운 생활을 하다가 도움이 되기 위해 요가를 시작했습니다. 그러나 요가 동작들은 무리가 되어 잘 되지 않고 고통스럽기만 하였습니다.

이쨌든 저는 한만형원장님을 믿고 곧 치료를 시작했습니다.

그런데 처음 장치를 끼고 몇 주 지나자 그 동안 저를 괴롭히던 증상들이 거짓말같이 사라지고, 안되었던 요가동작들이 쉽게 되기도 하며 삶의 질이 나아지기 시작했습니다.

그리고 턱관절 치료를 시작한지 3개월쯤 지나 본격적으로 교정치료를 시작해야 했을 땐, '50대 후반인 나이에 내가 힘든 교정까지 해야하나'하는 갈등도 있었지만 원장님께서 70대 할머니라도 치료는 해야 한다며 용기를 주셔서 큰 마음을 먹고 곧 시작을 했습니다.

치료 중 통증과 식욕부진 등 여러 가지 고충이 있었으나, 잘 참고 견디어 약 5개월이 지나 교정장치를 완전히 제거하고 정상적인 치아로 불편하지 않은 생활을 하고 있습니다.

치료 중 어느 때는 너무 고통스럽고 힘든 부분도 많아 이 나이에 괜한 짓을 했나하며 후회도 했지만, '지금은 잘 참고 견딘 보람이 있구나'하며 감사하게 생각합니다.

원주에서 서울까지 치료하러 다니는 일도 쉽지는 않았으나, 원장님과 직원 여러분들께서 도와주시고 격려해 주시고 치료를 잘해주신 덕분에 무사히 마칠 수 있었다고 생각하며 감사드립니다.

그 후 저는 저 같은 증상이 있거나 그 밖에 치과 문제가 있으신 분들에게 꼭 한만형원장님을 소개드리며 제대로 치료를 받아야한다고 권해드립니다. 무엇보다도 치과는 선택이 가장 중요하다는 것을 절실히 깨달았거든요.

원장님과 직원 여러분께 진심으로 감사드리며 이 은혜를 영원히 잊지않겠습니다.

## 24시간 고통
## 자살충동에서 새삶 찾게 돼

성명 : 김ㅇㅇ  나이 : 22세  성별 : 여

원인을 알수 없는 이런저런 고통들로 일상적인 삶을 포기한지 3년 정도 된 사람입니다.

많이 힘들어지기 시작한 건 5년 전인 어느 아침이었습니다. 잠에서 깨어났는데 턱이 너무나 아프기 시작하여 거울을 보았더니 턱과 볼 부분이 풍선처럼 부풀어 있는 것이었습니다.

피곤해서 편도선이 조금 심하게 부었나보다하고 생각했죠. 워낙 평소에 밤낮으로 돌아다니며 잠시도 가만히 있지 못하던 성격이었기에 며칠 무리를 하여 피로가 쌓인줄로만 알았죠.

다행인지 불행인지 며칠 지나니 붓기는 조금 가라 앉았고 귀 아래에서부터 턱까지의 부분이 아프긴 했지만 워낙 통증에 둔한 타입이라 일상생활하면서 신경을 쓰지 않았습니다.

그런데 이상하게 몸이 하루하루 지날수록 무서워지고 피곤해지고 뭔가 굉장히 불편한데 말로는 설명할 수 없는 그런 증상들이 하나씩 나타나기 시작했습니다.ㅜㅠ

머리를 압박붕대로 팽팽 감아놓은 듯이 꽉 조여들며 갑갑한 느낌에 머리에 산소가 들어가지 않는다는 느낌? 눈꺼풀을 비롯하여 앞머리 전체가 앞으로 쏟아져 내리는 듯한 느낌까지 들더군요.

정말 처음 느껴보는 중상들에 저조차도 설명할 수가 없고 견딜 수 없을 정도로 괴로웠습니다. 목과 어깨가 너무나 아프며 베개를 베고 누워도 어떤 자세도 편할 수가 없었습니다. 목에 두꺼운 철심을 박아버린 느낌이었죠.

잠을 자면 호흡을 제대로 할 수 없어 숨이 막혀서 죽어버릴 것만 같았고 밤새 잠을 이루지 못하며 바닥에 앉아 침대에 머리를 사선으로 기대어 받치고 앉아서 조금이라도 잠을 자려고 발악했습니다.

결국 아침에는 피곤은 피곤대로 잠시 자고 일어나도 쌀 몇 가마를 온 몸에 얹어놓은 듯 한 무거움과 눌림에 몸을 도저히 일으킬 수도 없었습니다. 결국 학교도 거의 기어다니다시피 다녔고 뇌파검사, 뇌 CT, 폐검사, 천식검사, 심장검사, 안압검사, 안검하수검사 등… 기억도 안납니다.

다 해봤지만 거의 다 정상ㅜㅜ

그래서 온갖 한약과 한방병원 등을 다니며 힘든 몸을 이끌고 멀리까지 매일 치료를 다녔지만 차도는 없었습니다.

신경성이라는 말에 정신과약도 최대치로 먹어봤지만 몸만 더욱 피폐해질 뿐 미칠 노릇이었습니다. 하루하루 사람이 사는 것이 아니었습니다. 아침마다 아버지가 데려다 주셔서 간신히 다니긴 했던 학교도 결국 버티지 못하고 휴학을 하게 되었죠.

그 후로 한방병원에 입원도 하고 이병원 저병원등을 전전하다 나와 비슷한 증상의 지인의 추천으로 턱관절을 전문으로 하나는 한의원에 다니며 입안에 물고 있는 장치로 치료를 받으면서 조금 변화가 생기기 시작했습니다.

 앗 이거다싶어 정말 열심히 치료 받았지만 어느 정도의 머리갑갑함은 해소되는 듯 했지만 크게 더이상의 진전은 없고 심한 한계를 느껴 턱관절에 대해 이것저것 알아보기도하고 여기저기 다니며 턱관절 관련 치료들도 무수히 받았습니다.

 정말 살기위해 매번 받는 치료마다 최선을 다했지만 아무리 해도 안 되는 결과들에 정말… 몸은 너덜너덜해졌습니다.

 몸은 점점 더 힘들어 하루하루 그리고 하루 24시간 내내 죽음을 생각했죠. 잠시라도… 1분이라도 이 고통에서 벗어나 편하게 숨쉬고 싶다 편하게 누워있어 보고 싶다.

 24시간 내내 고통에 붙잡혀 있는 삶은 정말 끔찍했습니다.

 엄마에게 마취약 좀 구해달라고… 전신마취 할 때 쓰는 주사를 구해달라고 울고불고 난리도 많이 쳤습니다. 그대로 맞고 편안히 잠들어서 더이상 눈뜨고 싶지 않았죠. 부모님께 정말 자식으로서 해서는 안되는 말까지 해가며 가슴에 대못을 박았죠.

 어려서부터 항상 너무 밝고 건강했던 자식이 이렇게까지 변해버린 모습에 아직도 믿지 못하십니다. 어려서 리듬제조도 히였고 체력장에서도 항상 1등급을 받을정도로 건강했던 아이였으니까요…

 매번 치료를 열심히 받고도 실패를 하는 횟수가 늘어나고 저는 더이상 아무것도 할 수 없는 상태가 되어도 부모님은 항상 손을 꼭 쥐시녀 절대 포기하지 않으셨죠.

 "다시한번 해보자."

그래서 이것저것 턱관절 치료를 수십번 시도하고 반복하다보니 어느 정도 조금씩 극심한 증상들은 많이 좋아진 상태였습니다.

그래도 또 한계가 찾아오더군요.

그렇게 너무 지쳐버린 상태에서 마지막이다라고 생각하고 한만형 치과를 찾았습니다.

이곳에 오기전에도 정말 고민이 많았습니다.

"이번에도 실패하면. 나는 이제 더이상 살 수 없어.

엄마 그때는 나를 그냥 포기해줘."

반신반의하는 마음으로 와서 검사를 받고 원장님의 결과를 들을 때 아… 하는 소리 밖에 할 수 없었습니다.

어금니 앞니의 교합평면 높이 차이가 크고 좌우도 다르고 자를 놓으면 한쪽으로 심하게 기운 것이 눈에 보이는 것이었습니다.

그래도 이것이 심한것인가? 내가 이렇게 몸이 힘들정도로? 의문이 들기도 했지만 그래도 교합평면을 맞춰주어야 한다는 정확한 치료법과 막연하게 시작했었던 예전의 다른 치료들과는 달리 치료가 딱 눈에 보이는 것이었습니다.

설명도 너무나 잘해주시구요.

치료받는 사람 입장에서는 솔직히 어떤 치료를 받는지 어떻게 해서 증상이 좋아질 수 있는 것인지 궁금한 게 당연하잖아요.

묻는 물음에도 잘 들어주시며 꼼꼼하게 대답 해주시구요.^^

이렇게까지 시원하게 결과를 듣고 엄마와 저는 그 동인의 걱정을 깨끗하게 지워버리고 바로 시작하기로 결정했죠.

장치가 나오고 처음 장치는 잘 맞았습니다.

일단 장치를 끼자마자 순간 숨이 들이켜쉬어지며 호흡이 편해지는 것이 느낌이 좋았습니다. 하루하루 지날수록 뭔가 조금씩 변화가 있었습니다. 그러나 하루에도 수십번의 변화가 있으며 상태가 올라갔다 내려갔다 그랬죠. 가뜩이나 턱과 치아들이 맞는 위치가 없어서 자세에 따라 다르게 물려지고 바뀌어져서 어떨 땐 굉장히 장치가 불편할 때도 있었습니다.

그럴 땐 몇 시간 빼놓고 있다가 끼면 괜찮아지더라구요. 그런 계속적인 변화를 반복하면서 점점 치아들은 붕 뜨고 그 상태에서 씹게 되면 몸이 많이 힘들어지더군요. 그래도 장치를 몸에 맞게 돌려가며 물고 있으면 목이 편해지고 호흡이 잘되고 그리고서 1주일을 더 착용하는 동안 변화를 느끼며 치아가 많이 떠가면서 힘들기도 하였습니다. 그래도 조금씩 뭔가 상태가 올라가는 것이 느껴졌습니다.

그리고 1주일을 더 지나서 뜨는 부분에 레진을 조금 얹었습니다.

근데 레진을 얹고 일어나는데 와우 갑자기 한결 서 있기가 편하고 항상 온갖 힘을 주며 서 있었는데 힘이 덜 들어간다는 것입니다.

호흡도 좀 더 잘되고 발이 안정적으로 땅에 붙어있는 듯 한 느낌?

예전엔 머리가 땅에 떨어지는 듯하고 도저히 중심을 잡을 수 없었어요. 그 후 1주일을 또 이런저런 심한 변화를 겪으며 보내면서 조금씩 턱이 편한 쪽으로 장치를 돌리면 장치가 잇몸과 치아를 너무 꽉 눌러 아파서 낄수가 없기도 했습니다.

그래도 호흡이 편해지고 누워있는데 숨막혀 죽을 것 같지가 않더군요. 그리고 드디어 오늘 3주째 되는 날 장치의 아픈 부분을 다듬으니 많이 편해지더군요.

또 레진을 얹었습니다. 꽤 많이 얹었는데도 불구하고 높다는 느낌이 전혀 안들더군요. 신기했습니다.

원장님께선 굉장히 많이 높힌 것이라고 하시더라구요.

'그동안 턱이 굉장히 많이 뒤로 들어가있던 상태였나 보다'라구 하시면서 어쨌든 지금은 뜨는 부분이 훨씬 적어지고 위아래 앞니 두개씩만 닿아 힘이 많이 들어가던 것이 이제는 많이 줄었네요. 역시 레진을 얹고 걸어나오기 위해 일어나는 순간 훨씬 중심이 잡히고 예전엔 온힘을 다해서 걸었다면 이제는 조금씩 목이 안정이 되고 어깨가 올라가지 않으며 상체가 중심이 잡히며 자세가 딱 잡히는 것이 느껴지더군요.

걸어 나오는 길에 와! 이제는 정말 뭔가 되는 것 같다. 너무나도 힘들어 남들과 같이 산다는 것은 꿈에도 생각하지 못하던 제가 오늘은 정말 정말 몇 년만에 나도 이렇게 걸을 수 있고 앞에 있는 풍경도 고개 들어 구경할 수 있고 시원한 공기도 편하게 들이마실 수 있겠구나 라는 생각이 들었습니다.

원장님께서 보여주신 저의 3주간의 변화 사진도 정말 놀랍더군요.

완전 자세가 흐트러져있어서 보기만 해도 위태했던 저의 자세가 어깨가 잡히고 고개도 가눌 수 있고요.

눈도 또렷이 뜰 수 있고 예전 저의 모습이 아주 조금씩 보이기 시작하더라구요.

아직도 시작하는 단계라서 이런저런 변화도 많고 안정이 안 되는 상태이긴 하지만 3주간에 이정도면 정말 너무나도 놀라운 일입니다.

몇 년간을 수십군데 유명하고 소문난 병원에서 치료들을 하는 동안 경제적으로도 엄청난 비용을 들였던 것들이 지나가면서 휴…

아… 조금만 더 일찍 알았다면 ㅜㅜ 너무 안타깝습니다.

그래도 지금이라도 마지막이라고 생각하고 찾은 곳에서 이렇게 희망을 잡을 수 있게 되어 정말 너무너무 다행이고 감사합니다.

그 동안의 노력들이 이 한만형치과에서 치료하기 위한 준비과정이었나봐요.

시작단계이지만 이만큼의 호전이 있는데 앞으로 더 열심히 치료받으면 얼마나 더 좋아질까요.

너무나 기대가 됩니다. 원장님 잘 부탁드려요^^

쓰다보니 좀 길어졌네요. 헉ㅋㅋㅋㅋㅋㅋㅋ

그래도 만약 저와 같이 힘든 분이 제 글에서 한 줄이라도 공감되는 부분이 있을 수만 있다면 이라는 생각으로 제가 겪은 경험들을 써봤습니다.

저처럼 이렇게 힘들어하는 분들이 아마 많이 계실거리 생각됩니다. 그리고 많은 곳에서 헤매고 실패와 좌절을 수없이 겪으시고 계시겠죠.ㅜㅜ

그런 분들 중 한분이라도 조금만 더 빨리 이곳에 와서 한만형 원장님을 한번만 뵈었으면 하고 바랍니다.

더 지치기 전에요 ㅜㅜ…

힘드시더라도 꼭 힘내시구 좌절하지 마세요.

저는 이제 이 곳에서 다시 시작하고 있습니다.

저의 예전 건강했던 제 모습을 다시 찾아 새로운 인생을 시작할 수 있을 것 같은 좋은 예감이 듭니다.

한만형 원장님 감사합니다.

그리구 항상 언니같이 대해주시구 너무나 따뜻하고 친절하게 맞아주시는 다른 쌤들에게도 감사 인사 드려요 ^^

휴가 잘 보내시구 8월 달에 뵙겠습니다.^^

# 앞으로 교정 할 사람들에게도 좋은 참고가 되었으면 하는 것

성명 : 박ㅇㅇ   나이 : 21세   성별 : 여

제가 이글을 쓰는 것은 턱관절로 인해서 고생하시는 분들에게 조금이나마 도움이 되었으면 해서입니다. 제가 겪었던 시행착오를 겪지 않았으면 하는 마음입니다. 또 앞으로 교정을 할 사람들에게도 참고가 되었으면 하는 것이 간절한 저의 바람입니다.

너무나 고통스러웠던 지난 일년이었습니다. 그 고통은 실로 말로 표현 할 수 없습니다.

턱관절이 심각하다는 사실을 일년 전에 알게 된 것입니다.

턱관절이라는 말조차 들어 본 적이 없었고 턱관절이 신체에 초래하는 엄청난 일들은 더더욱 알 수 없었습니다. 중고등학교 때 치아교정을 하면서 만성 피로감과 가끔씩 찾아오는 지긋지긋한 두통과 빈혈이 있었지만 원인을 알 수 없었습니다. 동네 내과에 가서 여러가지 검사를 하였지만 의사는 스트레스가 원인이라며 아무 걱정하지 말라고 했습니다.

고등학생이었기에 수험공부에 정신없이 매달리느라 힘들 때라 그 말에 수긍이 갔습니다. 그때 턱관절이 악화되는 중이라는 것을 전혀 모르고 병을 방치 한 셈입니다.

몸이 너무 피곤하고 힘들어서 고교 입학은 전교 5등 안으로 들어

갔지만 성적이 끝없이 떨어졌습니다. 결국 재수까지 했습니다. 두통과 피로감이 단순한 스트레스 때문인 줄로만 알고 그 긴 시간을 속수무책 아무 대책 없이 병을 방치한 것을 생각하면 너무나 기가 막힙니다. 올해 1월달 서울대병원에서 처음 말해주었습니다. 턱관절 염증으로 관절이 다 녹아버렸다고. 교합이 안맞아서 턱에 압력이 가고 이를 심하게 갈다 보니 턱관절이 마모되고 뼈끼리 부딪히다 보니 퇴행성 턱관절 관절염까지 오게 된 것이라고 했습니다.

　우리나라 대다수의 교정 치과의사들은 교정으로 턱관절이 오지 않는다고 주장합니다.

　그러나 학문적으로는 부정교합으로 턱관절이 올 수 있다고 합니다. 우리나라 교정은 이를 여러대 뽑으며 교정합니다. 당연히 교정 중에 치열을 다시 맞추어야 합니다. 물론 대다수의 의사 선생님들께서는 교합을 잘 맞추어 거의 문제가 없습니다.

　그러나 일부는 이때 교합을 제대로 못 맞추면 부정교합이 올 수 밖에 없는 것입니다. 그런즉 교정을 하고나서 턱관절이 올 수 있다는 말과 같은 것입니다.

　턱이 심하게 어긋나면 서서히 목이 삐뚤어질것이고 척추도 어긋날 수 있을 것이라 생각합니다.

　턱관절로 인해서 우리나라를 대표하는 대학병원들과 유명한 턱관절 한방병원, 치과… 수없는 병원을 전전하며 다녔습니다. 많은 의사들을 만나고 많은 이야기를 들었습니다. 무려 1년 가까이 그렇게 다녔으니 우리나라 턱관절의 현주소를 어느 정도 파악 했다고 말할 수도 있습니다. 얼마나 모순이 많고 체계가 없고 실력도 없고 성의가 없는지 정말 실망을 많이 하였습니다.

　최선의 선택을 해야 한다는 절실함으로 도저히 쉽게 결정을 내릴 수 없었습니다.

　모든 의사 선생님들이 힘들다고 어려운 케이스라고 말했습니다.

　수술밖에는 방법이 없고, 수술을 해도 재발 가능성이 있다고 말씀들 하셨습니다.

　S 대학병원에서는 이를 심하게 가는 것은 압력이 심하다는 것이기에 절대로 1년 이내는 아무것도 하지 말라며 엄하게 경고를 해서 겁에 질려 있었습니다. 거기서는 스프린트와 따뜻한 찜질로만 치료를 하는 상태였습니다. 따뜻한 찜질을 하니 이갈이가 한결 좋아지는 듯 했지만 딱딱한 스프린트를 오래 끼고 있으면 턱이 벌어져 나중에 문제가 되지 않을까 의구심도 들었습니다.

　K 대학병원에서는 부정교합이 더욱 턱관절을 악화시키니 서둘러서 수술을 하여 교합을 맞추어야 한다고 하였습니다. 또한 현재 교합상태로는 이를 심하게 갈 수 밖에 없다고 말씀하셨습니다.

　Y 대학 병원에는 사랑니를 뽑으러 갔습니다. 턱관절이상이라 하며 조심스럽게 뽑아달라 했더니 엑스레이를 살펴본 후 턱관절이라는 것을 어디서 말해 주었느냐고 조심스럽게 물었습니다. 왜 어디서 말해주었는지가 궁금한지… 무슨 비밀이나 되나 봅니다. 제 경우는 먼저 교정 받던 병원에서는 턱관절이라는 이야기를 안해주었습니다. 지금도 여전히 자기는 턱관절인지 모르겠다고 말합니다. 자신이 찍

은 엑스레이상에 턱관절이상이 버젓이 나타난 상태이지만…

그전에 턱관절인지 모르고 K 대학병원에 충치치료를 하러 갔습니다. 꽤 여러군데에서 한참 치료 했지만 턱관절 상태인것을 말해주지 않았습니다. 나중에 턱관절인것을 알게 되어서 교정 받다 턱관절이 온듯 하다고 말하려고 하니 아예 자기 앞에서 턱관절 이야기는 꺼내지도 말라고 했습니다. 자기와 상관없는 일이라며… 대학병원 치주과 교수라는 사람도 이정도인데… 하물며 …

이런 현실이 가장 문제입니다. 의사들이 원인을 말해 주지 않으니 제때 제대로 치료 받을 수 있는 기회를 놓쳐 턱관절이 와도 모르고 방치 할 수 밖에 없는 상황이 되는 것입니다.

대체의학으로 너무나 유명한 선생님도 찾아갔습니다. 그분에게 치료받았던 분이 적극 권유를 했습니다. 그러나 아쉽게도 치료과정에 대한 어떤 설명도 안 해 주셨습니다. 그분의 치료가 아무리 훌륭해도 상황이 심각하니 무조건 따를 수 없는 지경이었습니다.

도저히 결정을 하기 어려워 우리나라 구강 외과 명의로 유명하신 분께 찾아가서 그 분의 말씀을 듣고 결정하기로 했습니다. 그분께서는 잘하면 수술을 안 해도 될 것도 같다면서 어쨌든 수술은 할 수 있는 모든 방법을 취해 본 후에 선택해야 하는 마지막 방법이라고 말씀하셨습니다.

너무 많은 것을 알고 나니 오히려 결정을 쉽게 할 수 없었습니다.

그중 유일하게 한만형 선생님만이 "내가 치료 할 수 있으니 너무 걱정 말라고" 자신 있게 말씀하셨습니다. 구세주를 만난 듯 했습니다.

설명도 구체적으로 자세하고 친절하게 해주셨습니다. 또한 건강신문사에서 발간한 선생님께서 쓰신 책은 논리적으로 모든 것을 숨김없이 솔직하게 밝히고 있어 믿음이 갔습니다.

6월 말경 드디어 턱관절 치료를 시작했습니다. 교합을 맞추어 한쪽으로 기울어진 턱을 바로 잡아 주시고 턱관절 장치를 끼고 제1 대구치를 뒤로 밀고 그동안 다른병원에서 치아를 8개나 뽑아 브라켓으로 오므러 좁혀진 악궁을 넓히는 작업을 동시에 하는 치료를 시작하였습니다. 치료를 받는 동안 전혀 아픈 적 없이 편안하고 수월했습니다. 한만형 선생님께서 일러 주신 운동요법도 열심히 하면서 힘들었던 여러가지 증세들도 사라졌습니다.

너무도 심하던 이갈이 코골이가 장치를 끼자 바로 없어졌습니다. 쉽게 없어지지 않았는데 신기했습니다. 이갈이 때문에 매일 밤 따뜻한 찜질을 했었습니다. 찜질을 하면 이를 갈지 않지만 하루도 찜질을 하지 않으면 다시 심하게 이를 갈았습니다. 항상 긴장하던 목도 편안해지고 가끔씩 생기던 두통도 사라지고 턱을 어디다 둬야 할 지 몰라서 항상 턱을 놓는 위치가 일정하지 않았는데 턱이 자연스럽게 편안해졌습니다.

참고로 경험상 턱관절 환자들은 체형교정을 받는 것이 좋은 치료가 될 수 있습니다. 그러나 한의원에서는 척추교정이나 목교정, 침 치료만 해야 한다고 생각합니다. 한의원에서 하는 턱관절 치료는 치아교합을 맞추지 않고 턱을 만지기 때문에 치아교합이 더 어긋날 수 있어 턱관절이 더욱 악화 될 수도 있습니다.

이제 5개월 동안 치료 받던 장치를 빼고 윗니에 브라켓을 끼우게 되었습니다.

윗니를 바르게 한 다음에 아래턱을 빼내는 장치를 끼워야 한다고 합니다.

두려움 반 의구심 반 심정으로 그동안 힘들어 하던 저에게 턱관절 치료하며 아프지도 않았고 편안했다는 것은 치료가 잘 되었다는 것이니 아무 걱정하지 말라고 하셨습니다. 하지만 아직도 첩첩산중 갈 길이 멀기에, 이제는 나에게 모든 것을 맡기라며 따뜻하게 격려 해주시는 한만형 선생님께 감사 인사를 드리며 앞으로 잘 마무리해 주실 때까지 편안한 마음으로 치료에 임하겠습니다.